やさしいカラー図解

不整脈

心房細動をはじめ、不規則になる脈の乱れを
正しく理解し、上手に付き合う

監修　山根 禎一
東京慈恵会医科大学
循環器内科 教授

専門医がくわしく図解

最新の病気知識と
正しい対処法

法研

はじめに

脈拍が速くなる頻脈、反対に遅くなる徐脈、不規則になる期外収縮など、脈が乱れる状態を不整脈といいます。健康な人でも、なんらかの脈の乱れは起こっており、それらがすべて病気というわけではありません。一言で不整脈といっても種類は多く、それほど心配のいらないものもあれば、心房細動などのように治療が必要なものや、心室細動のようにただちに生命に関わるものもあります。

まずはきちんと正しい診断を受けることが大切です。

不整脈のなかでも、心房が細かくふるえて血液をうまく送り出せなくなる心房細動は、日本国内では患者数が１００万人を超えています。心房細動に関しては、薬物治療とともに、カテーテルアブレーションなどの治療法が進歩を続け、より低侵襲、安全に根治を目指した治療が行われるようになってきています。本書が書かれた２０２４年には電気パルスを利用して標的の心筋に特異的に働きかけるパルスフィールドアブレーションも開始されました。

「心房細動は一生付き合っていく、治らない病気」といわれていたのはつい20年ほど前の話ですが、今ではまったく様相が異なっております。また、心房細動以外の不整脈についても、治療薬やペースメーカーのような心臓電気デバイスの技術が進歩し、患者さんの状態に合わせてより幅広い選択肢から治療が行われるようになってきています。

とはいえ、それぞれの治療には注意が必要なこともあります。現在は情報化社会で、インターネット上などにはさまざまな情報があふれており、なかには真偽の不明なものや誤解につながりかねないものもあります。勉強熱心な人ほど、多くの情報に戸惑ってしまうかもしれません。正しい情報を整理して理解しておくことが必要です。

本書は、日々不整脈の患者さんの診療にあたる専門医の立場から、不整脈の基礎知識や治療への考え方、病院での検査、診断、治療、日常生活での注意点など、患者さんやご家族が知っておくと役立つことを整理し、豊富なカラー図解とともに紹介しています。

本書を、情報の整理や、より納得のいく治療法の検討、主治医とのコミュニケーションにお役立ていただけることを願っています。

2024年10月

東京慈恵会医科大学循環器内科教授　山根禎一

不整脈？

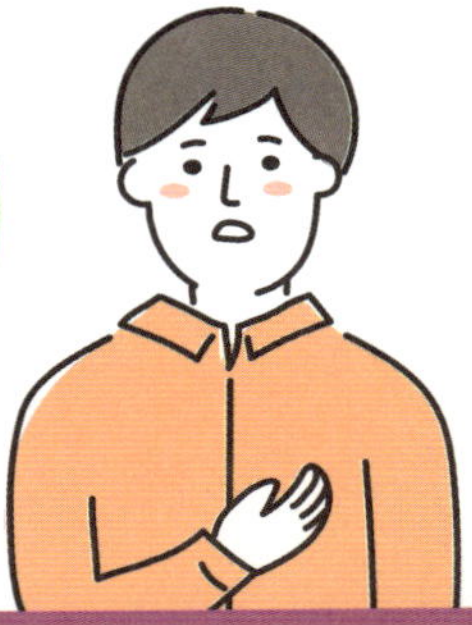

心臓のリズムが乱れる状態の総称

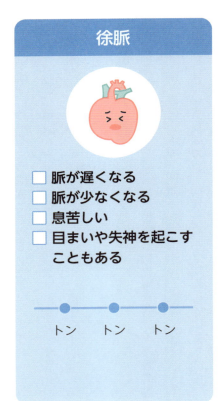

徐脈

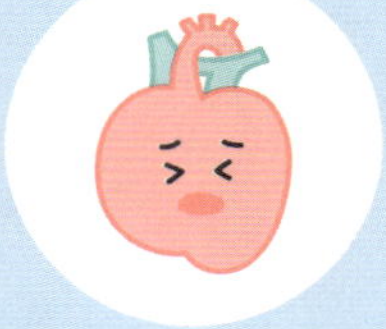

- □ 脈が遅くなる
- □ 脈が少なくなる
- □ 息苦しい
- □ 目まいや失神を起こすこともある

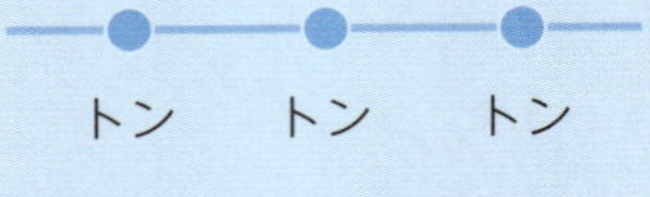

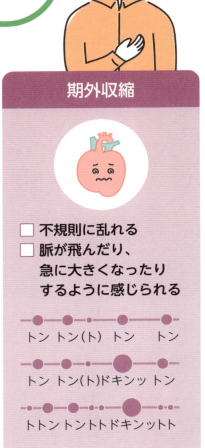

期外収縮

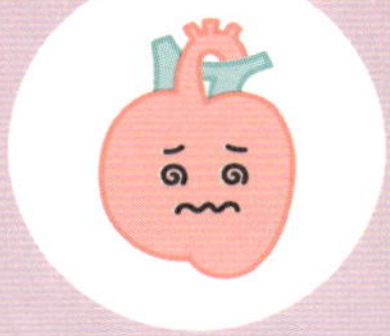

- □ 不規則に乱れる
- □ 脈が飛んだり、急に大きくなったりするように感じられる

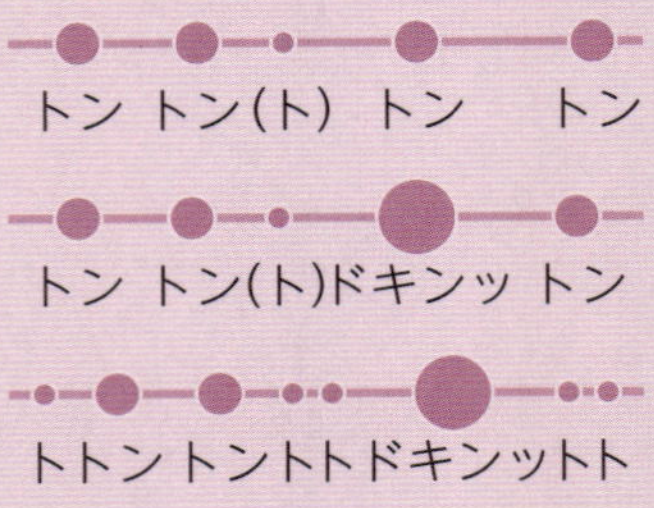

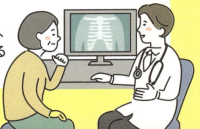

治療が必要かどうか判断するには、医療機関で検査を受ける必要がある

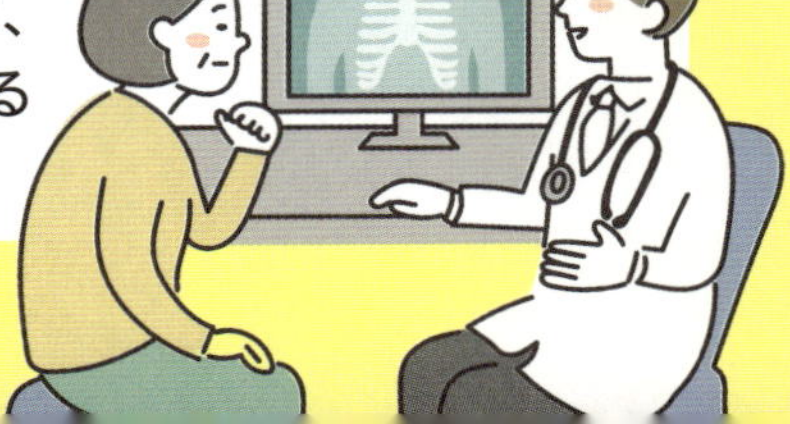

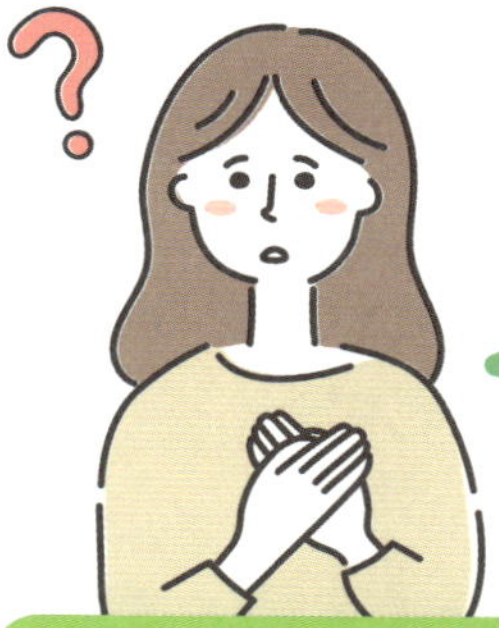

これって

不整脈は病気の名前ではなく、

正常な脈

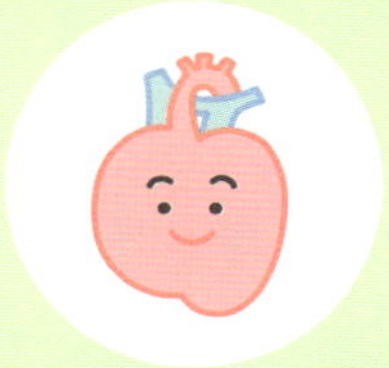

- 一定のリズムと速さを保っている
- 規則正しい
- 洞調律という

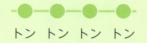

トン　トン　トン　トン

頻脈

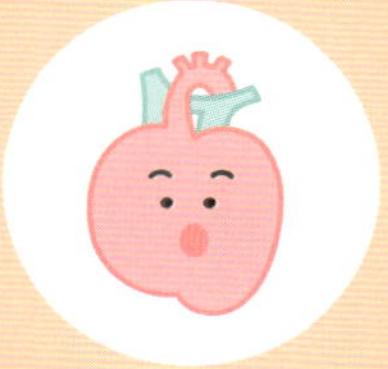

- 脈が速くなる
- 動悸がする

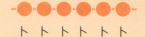

ト　ト　ト　ト　ト　ト

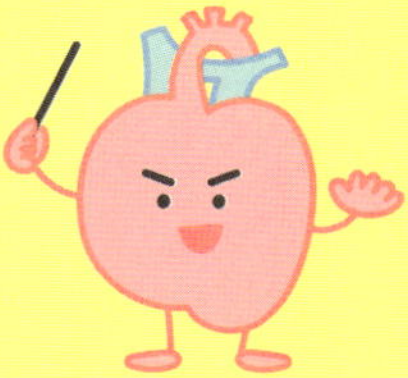

リズムの乱れ方以外にも、どこで異常が起きているかを確かめることも重要

はじめに　2
これって不整脈？　4

第1章 不整脈とは　11

不整脈かな？と思ったら　12
心臓のリズムが不規則になる　12
脈拍はどう変化したか　14
不整脈に伴って症状はあるか　16
心臓の不調が原因となるさまざまな症状　18

心臓・脈拍のしくみ　20
心臓は4つの部屋からなる　20
心臓は電気信号で動いている　22

不整脈の原因　24
なぜ不整脈が起きるのか　24
不整脈を引き起こす誘因　26

不整脈の分類　28
脈の速くなる頻脈　28
脈が少なく、遅くなる徐脈　30
脈のタイミングがずれる期外収縮　32

注意が必要な不整脈　34
心臓突然死にもつながる心室細動　34
心房細動は放置してはいけない　36

コラム　しっかり原因を調べよう　38

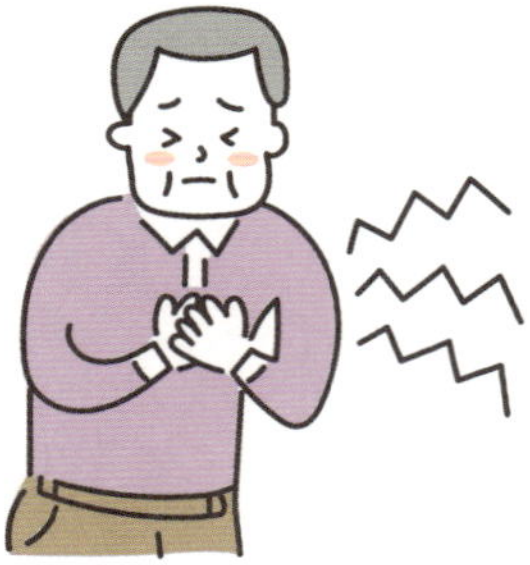

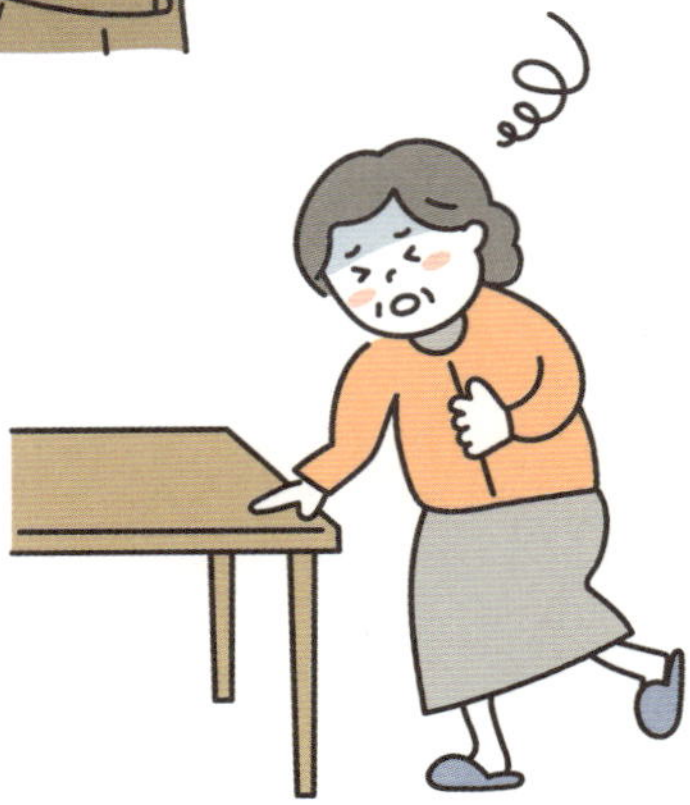

第2章 受診と診断、治療 39

専門科を受診しよう 40

不整脈で受診する際は循環器内科へ 40

原因に心臓の病気が隠れていることも 42

不整脈診断のための検査 44

まずは問診で症状を伝える 44

もっとも重要な心電図検査 46

心電図の波形と見方 48

超音波を使う心エコー検査 50

血液検査 52

発生源を突き止める電気生理学的検査 54

そのほかの検査 56

どんなリスクがあるかを評価 58

脳梗塞になる危険度を表す評価スコア 58

出血の危険度を評価するHAS-BLEDスコア 60

こんな診断を受けたら 62

期外収縮といわれたら 62

洞（機能）不全症候群といわれたら 64

房室ブロックといわれたら 66

右脚ブロックといわれたら 68

左脚ブロックといわれたら 70

発作性上室頻拍といわれたら 72

心房細動といわれたら 74

心房細動といわれたら 74

心房細動のリスク要因 76

心房細動は放置するといずれ深刻な事態に 78

コラム 遺伝で起こる不整脈
ブルガダ症候群・QT延長症候群 80

第3章 不整脈の薬物療法 81

治療法選択の考え方 82
その人に合わせて治療法を考えていく 82

不整脈を薬で治療する 84
心房細動の薬物療法は3つに分けられる 84

抗凝固療法 86
ワルファリンは伝統的な抗凝固薬 86
直接作用型経口抗凝固薬により選択肢が増えた 88

薬で不整脈をコントロール 90
レートコントロール（心拍数調節）療法 90
リズムコントロール（洞調律維持）療法 92
代謝・排泄経路を確認する 94
不整脈治療にはいろいろな薬が使われる 96

薬物使用中の注意 98
のみ合わせや副作用に注意 98

コラム 薬を使用するときの注意 100

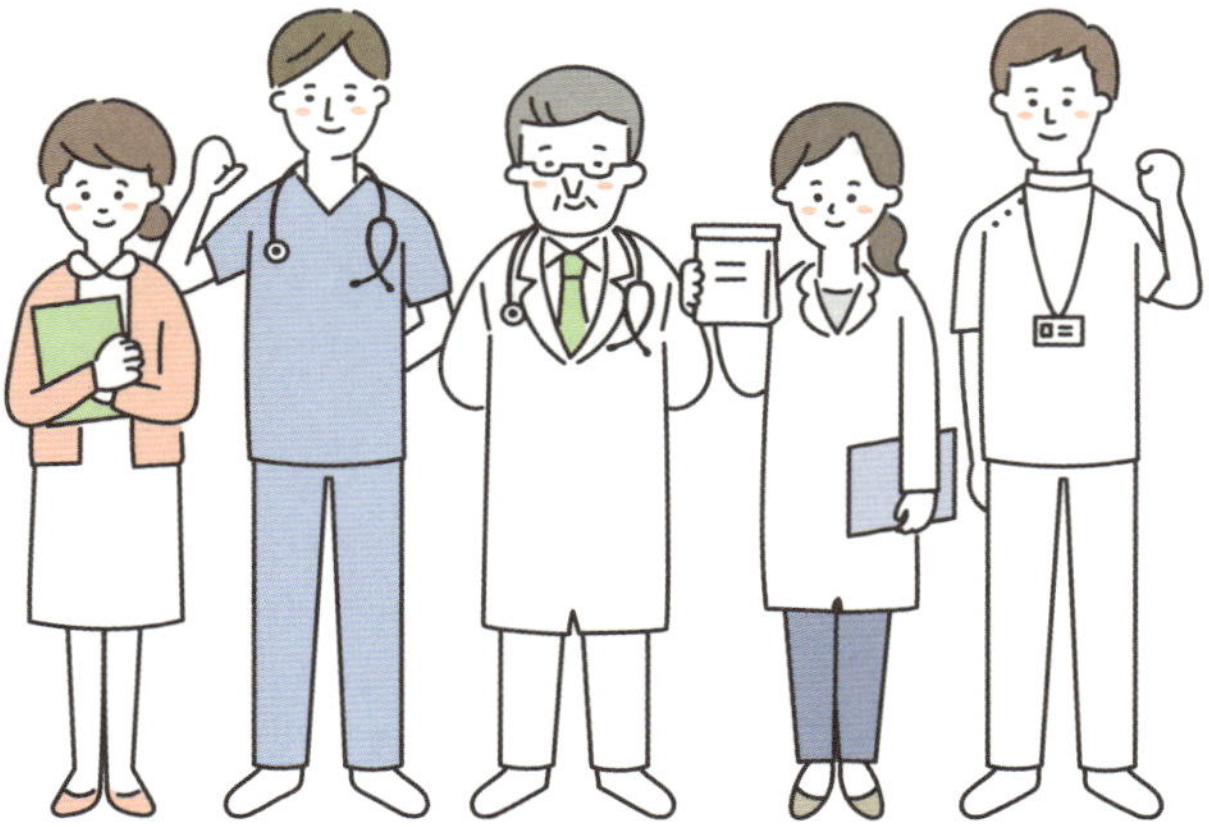

第4章 不整脈の非薬物療法 101

どんなときにどんな治療？ 102
カテーテルや植込みデバイスなどがある 102

心房細動へのカテーテル治療 104
カテーテルアブレーションとは 104
カテーテル手術は負担が少ない 106

いろいろなカテーテル手術 108
新しい選択肢が増えている 108

そのほかの不整脈へのカテーテル治療 112
リエントリー回路を切断する心房粗動への治療 112
発作性上室頻拍 114
心室性不整脈 114

3次元マッピングでより正確な施術を 116
3次元マッピングシステム 116

ペースメーカー 118
ペースメーカーが必要といわれたら 118
ペースメーカーの植込み手術 120
リードレスペースメーカー 122
心臓再同期療法（CRT） 124
ペースメーカー植込み後の注意点 126

除細動器で電気信号を整える 128
植込み型自動除細動器（ICD） 128
AEDと心臓マッサージ（胸骨圧迫） 130

外科手術で心臓を治療する 132
メイズ手術 132
左心耳を閉鎖して血栓を予防する 134

診断・管理に役立つデバイス 136
植込み型ループレコーダー 136

コラム 特定医療機器登録制度 138

第5章 日常生活でできること 139

日常生活のなかでの工夫 140

生活習慣を見直す機会に 140

持病がある人は治療を 142

体重コントロール 144

寒暖差にも注意を 146

睡眠の質をよくする 148

睡眠時無呼吸症候群 148

睡眠時無呼吸症候群の治療 150

不整脈と上手に付き合う 152

気にしすぎない 152

治療機器の使い方をよく理解しよう 154

メンテナンス、定期検査、トラブルがあったとき 154

定期的に健診を 156

健康診断で経過を観察する 156

コラム 検脈を習慣にしよう 158

参考文献 159

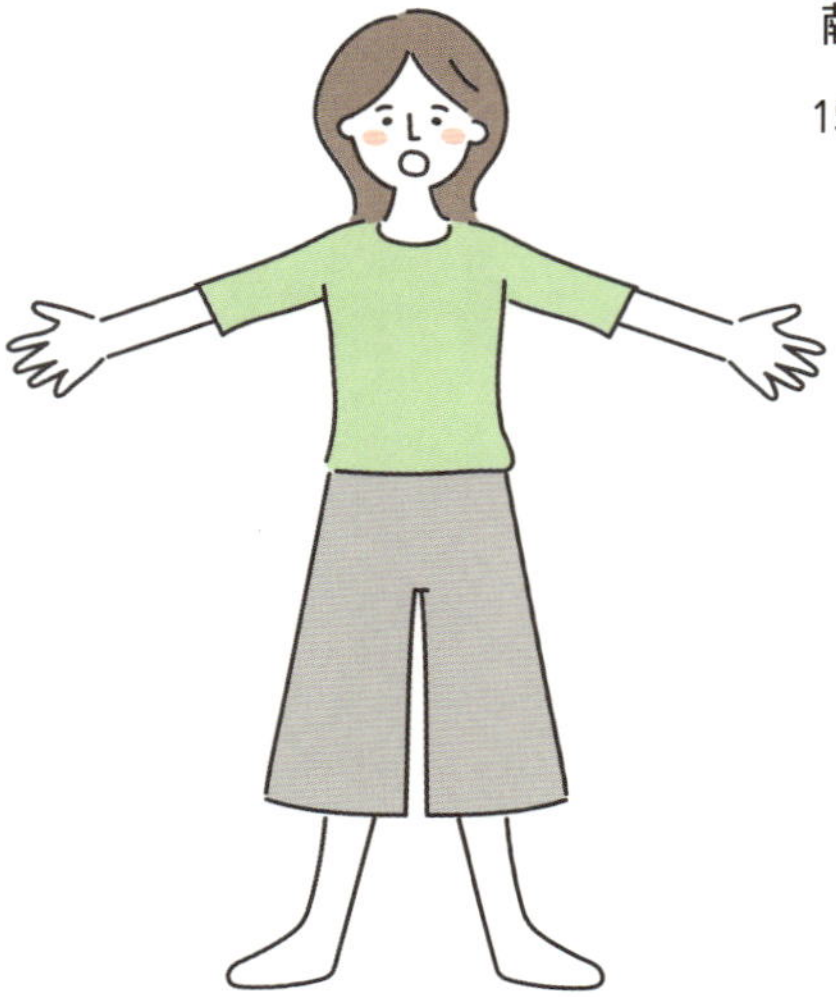

【装丁・本文・図解デザイン】 福元洋平（AMSY.）

【本文イラスト】 マエサワヨウコ AMSY.

第1章

不整脈とは

規則正しい心臓の動き。不整脈とは、このリズムが乱れることをいいます。不整脈自体は病気を指す言葉ではなく、不整脈がなぜ起きているのか？ 治療が必要か？ などを確認することが大切です。

不整脈かな？と思ったら

心臓のリズムが不規則になる

心臓の動き（拍動）は、通常一定のリズムが保たれています。心臓が全身に血液を送り出す動きを心拍、手首や首などの皮膚の上から触れることができる拍動を脈拍といいます。心臓の動きが、血液の流れによって動脈に伝わったものが脈拍なので、心拍と脈拍はほとんど同じとなります。

このリズムや速さのことを調律といい、この調律が乱れることを不整脈といいます。不整脈というのは正式な病名ではなく、いろいろな脈拍の変化の総称です。不整脈には、代表的な心房細動のほか、さまざまな種類があります。

脈拍のリズムで分類する場合、正常な脈拍をトン、トン、トン、トン…という規則正しいものだとすると、その拍がトン、トン、…トンッ、…のように、たまに抜けたり、とんだり、急にトン、トン、ドンッ、トン…と大きくなったりするタイプがあります。こうしたリズムの乱れは期外収縮《きがいしゅうしゅく》と呼ばれます。

トトトトト…のように速いもの、激しくドキドキするものは頻脈《ひんみゃく》（頻脈性不整脈）といい、ふるえるほど速く動く心房細動は、頻脈に分類されます。

反対にトン…、トン…と遅いものや途切れたりするものは徐脈《じょみゃく》（徐脈性不整脈）といいます。

こうしたリズムの乱れ方による分類のほか、その乱れの原因がどこにあるかでもタイプ分けできます。

おもに心臓の上に位置する部屋である心房や、心臓の中央にある房室結節で起こるものを上室性不整脈、下の部屋である心室でトラブルが起きるものを心室性不整脈といいます。

いずれのタイプでも不整脈があったというだけでは、治療の必要な病気とは限りません。

心調律が不規則になる状態が不整脈

不整脈というのは、脈拍のリズムや速さを一定に保つ働き（調律）になんらかの異常が起きている状態

	正常な脈	頻脈	徐脈	期外収縮
脈の乱れ方	一定のリズムと速さを保っている トン トン トン トン	脈拍が速い ト ト ト ト ト ト	脈拍が遅い トン トン トン	不規則に乱れる トン トン(ト) トン トン トン トン(ト)ドキンッ トン トトン トントトドキンットト
異常がどこで起こっているか：上室性不整脈（心房、洞結節、房室結節に原因がある）		・心房細動 ・心房粗動 ・発作性上室頻拍	・洞不全症候群 ・房室ブロック	・上室期外収縮
異常がどこで起こっているか：心室性不整脈（心室に問題がある）		・心室頻拍 ・心室細動		・心室期外収縮

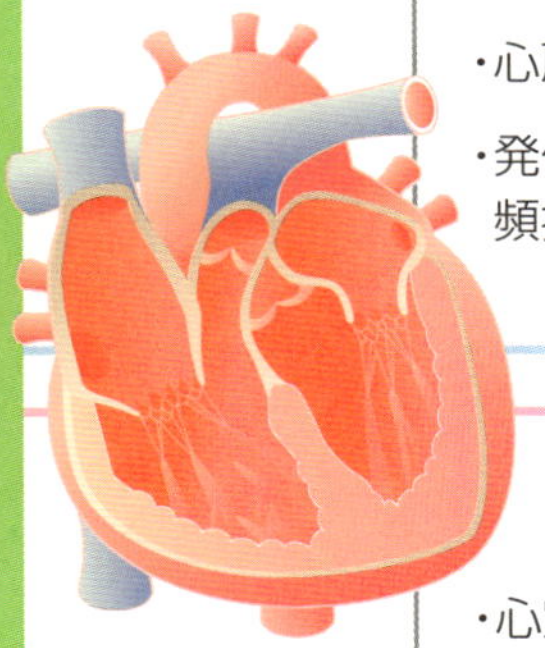

不整脈は、脈の乱れ方と、異常が起きている部位で分類する見方がある

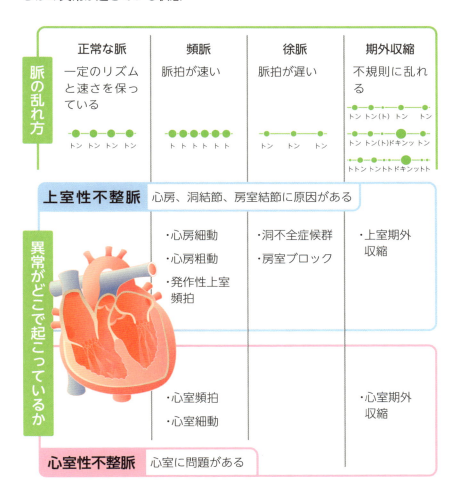

脈拍はどう変化したか

不整脈の正確な診断のためには、医療機関で心電図検査をすることが必要ですが、いち早く変化に気づくために、日ごろから自分で検脈する習慣も役立ちます。

手首の親指側の血管（橈骨《とうこつ》動脈）を反対側の手の指三本でそっと押さえて、脈を探しましょう。このとき手首を反らすように曲げると見つけやすくなります。家庭用の計測器、脈拍を測る機能がついている血圧計や心電計、スマートウォッチなどがあればそれらの利用も役立ちます。

安静時に脈を測ってみて、1分間に50～１００回の脈拍であれば正常と考えられます。個人差もあるので、ふだんの自分の脈拍と比べてどのように変化しているかを考慮することが大切です。

一般的に１００回以上であれば脈が速すぎる頻脈、50回以下であればゆっくりすぎる徐脈と判断されます。

また、規則正しい脈のなかで、ときどき拍動が抜けたり飛んだりして、不規則なリズムになる場合は期外収縮です。

脈拍はちょっとしたことで変化します。ご存じのように運動したり、緊張したりすると脈拍は速くなります。脈拍がいつもと違っても安静にすればもとに戻るのなら問題はありません。また、ふだんからからだを鍛えている人や、若い人ではもともと脈拍が少ない人もいます。

期外収縮は、健康な人でも実はしばしば起きています。期外収縮があっても、またすぐに正常な脈拍に戻るようであれば通常は心配はいりません。

こうした脈拍の乱れが、あまりにも頻回に起こったり、長期間続いていたり、不快な症状で日常生活に支障を来したり、悪化が心配されるような場合には精密検査や治療が検討されます。

正常な脈拍と比べてどのように変化した？

ふだんと比べて脈がどのように変化したかも重要。脈拍数には個人差もあるので、ふだんの脈を知っておくことも大事

いつもより速い

不整脈が起きても、安静にしていればもとに戻るのであれば問題ない

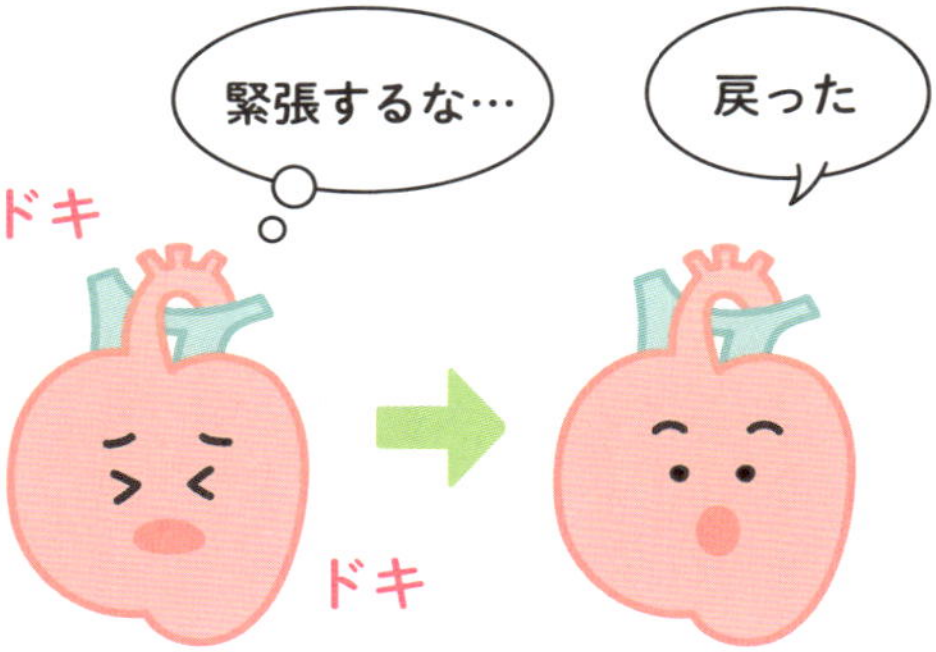

いつもより遅い

若い人、ふだんから身体を鍛えている人では少ないことも

不規則

健康な人でもしばしば起きている

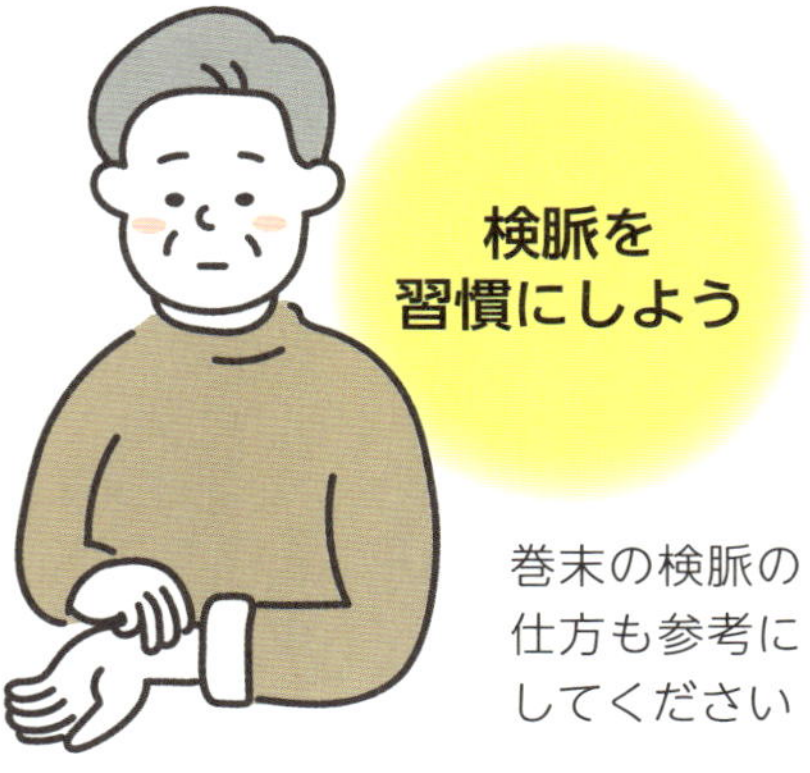

巻末の検脈の仕方も参考にしてください

こんなときは受診しよう

- 脈拍の乱れが頻繁に起きる
- 出現が長期間続いている
- 不快な症状があり、日常生活に支障を来している
- 悪化している、悪化が心配される

不整脈に伴って症状はあるか

脈拍の乱れに伴って、症状があらわれることがあります。不整脈の症状は、不整脈の種類や健康状態、原因となる異常が起きている部位などであらわれ方が異なり、また個人差もあります。症状をまったく感じないこともあります。

頻脈のときには、脈が速くなるので心臓がドキドキする動悸、胸の痛み、苦しさやなどの胸部不快感があらわれることがあります。

上室性の頻脈では、これらの症状があっても心臓が血液を送り出す機能に影響することはあまりありません。しかし心室性の頻脈の場合は、程度が激しくなると、心臓が血液を上手に送り出せず、冷や汗、脳への血流の不足によるめまい、ふらつき、目の前が暗くなる（眼前暗黒感）、失神*などの意識障害を起こすこともあり、注意が必要です。

徐脈では、心臓から血液を送り出す回数が減ってしまうので、からだへの酸素の供給が不足し、息苦しさ、息切れなどの呼吸困難、疲れやすさが出ます。とくにからだを動かす労作時にあらわれることが多くなります。頻脈と同様に胸部不快感があらわれることもあります。安静時や就寝中は症状が出にくかったり、気づきにくいこともあります。

心拍が数秒以上途絶えると、脳への血流が不足し、酸素の供給も不足するため、めまいやふらつき、目の前が暗くなる、失神などが起こります。また、徐脈では足のむくみがみられることがあります。

徐脈の症状として、検査で確認できるものもあります。たとえば、胸部エックス線検査では、心臓が大きくなっている心拡大がみられることがあります。また、血液検査などで心不全の徴候が確認されることもあります。

期外収縮は、不規則な拍動によって動悸を感じたり、咳込んだりすることがあります。軽度の場合は症状を感じないこともあります。

用語解説

失神　数秒から数分間、意識を失ったり、呼びかけても通常のような反応がないなどの一過性の意識障害。アダムス・ストークス発作とも呼ぶ。

不整脈の症状

不整脈に伴なってさまざまな症状が感じられることがある。一方で症状が自覚できないこともある

頻脈のとき

- 動悸
- 胸の苦しさ、痛み
- 胸部不快感

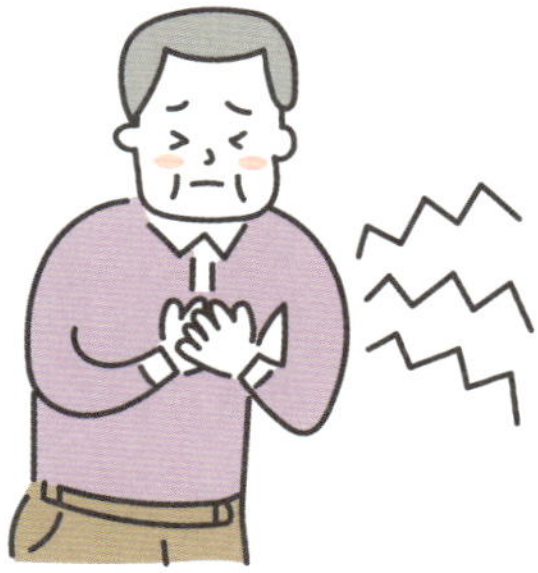

徐脈のとき

- 冷や汗
- めまい、ふらつき
- 目の前が暗くなる
- 足のむくみ

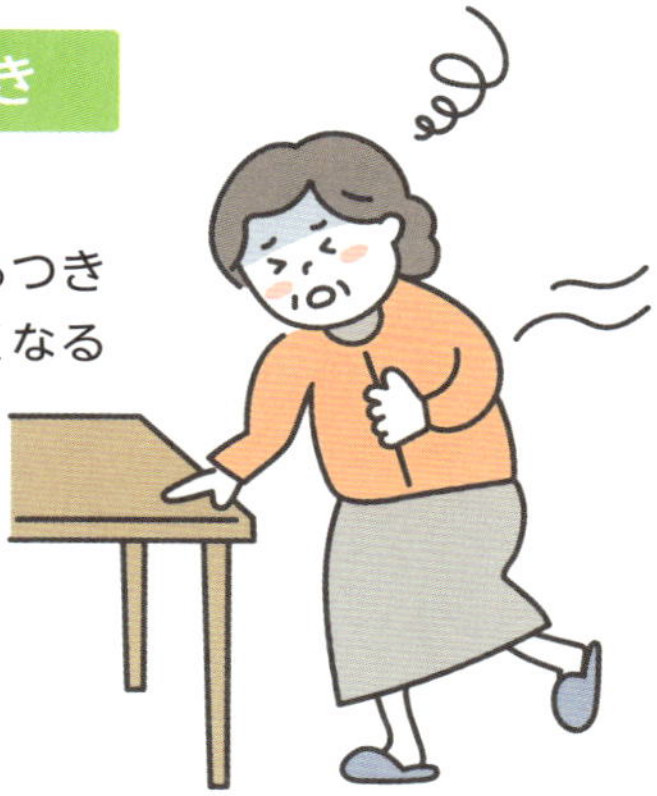

失神の症状がある人は、自動車の運転はしない

期外収縮

- 不規則な拍動
- 脈がとんだり、抜けたりする
- 咳込んだり、のどが詰まる感じがすることもある

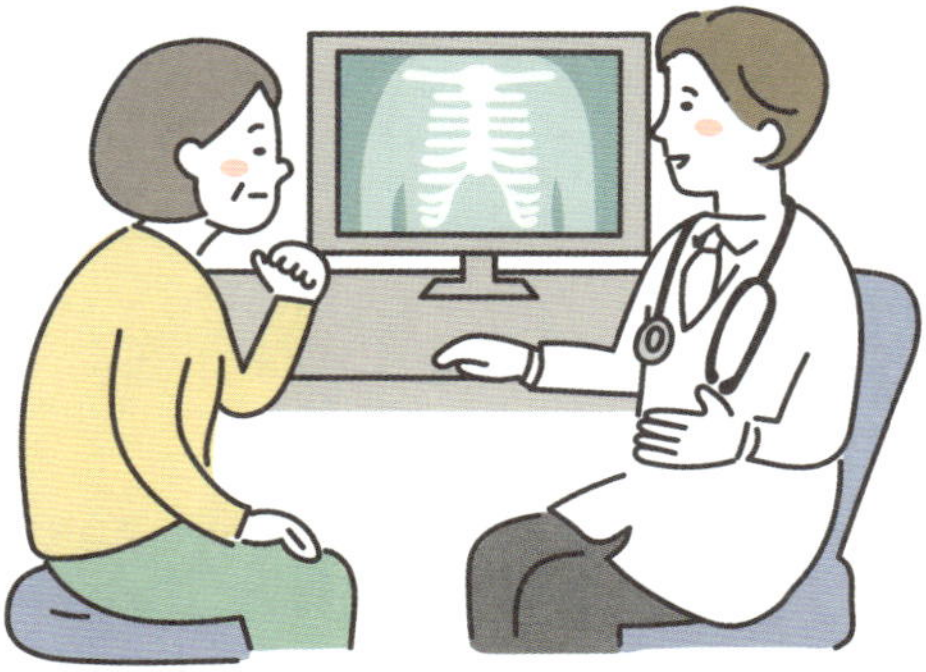

病院で検査を受けてわかる症状もある

症状がないこともあるが、症状がないから軽症というわけではない

心臓の不調が原因となるさまざまな症状

動悸や胸部不快感、呼吸困難、めまいやふらつき、失神などの症状はさまざまな病気であらわれることがあります。そのなかでも心臓のトラブル、心不全によって起きる場合は特徴があります。

たとえば動悸では、動悸を感じたときの脈拍に乱れがあれば、心臓が原因の可能性が高いと考えられます。

胸の痛みなど胸部の不快感は、心臓に原因がある場合、重苦しい圧迫感として感じられることがあります。胸の中央や少し左寄りの部分が痛むことが多いのですが、左の奥歯、腕、肩などが痛いという人もいます。激しい胸の痛みが15分以上続く場合は心筋梗塞など深刻な病気の可能性があるので一刻も早く治療を受けたほうがよいでしょう。

息切れや息苦しさなど呼吸困難もいろいろな原因で起こります。横になって寝ると息苦しさが増し、体を起こして座った方が楽になる場合は心不全による症状の可能性があります。心臓からの血液循環がうまく働かないことで肺が圧迫されてしまうのです。

めまいや失神も脳や神経などいろいろな原因で起こり得ますが、心臓が原因の場合は、目の前が急に暗くなって、すっと意識が遠のくような感覚が特徴です。徐脈により、全身の血液量が減ることによって脳でも血液が不足して起こります。極端な頻脈でも起こることがあります。

また、血液循環が滞ることで水分も皮下にとどまり、むくみ（浮《ふ》腫《しゅ》）が起きます。腎臓などが原因で起こるむくみでは、初期はまぶたやほおなど顔に症状が出ることが多いのですが、心臓に原因があるむくみは初期から下肢に生じることが多いのが特徴です。

そのほか、指の先端が太鼓のばちのように丸く変形するばち指、手指や唇などが紫色になるチアノーゼなども心臓が原因で起こる症状です。

心臓の不調が原因で起こる脈の異常の特徴

不整脈の症状である動悸、胸部不快感、呼吸困難、めまい・失神はほかの病気が原因でも起こり得る。心臓が原因の場合は以下のような特徴がある

動悸

- 軽い動きで起こる
- 安静時に突然起こる
- 脈拍が乱れている

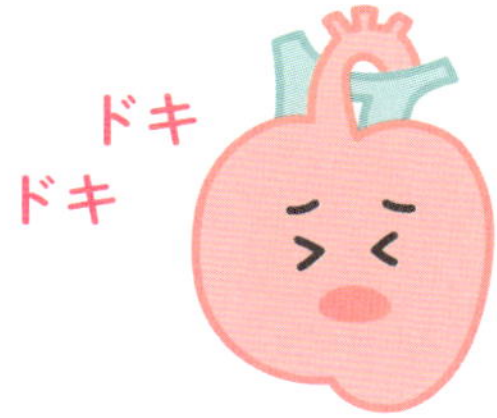

胸部不快感

- 重苦しい圧迫感
- 胸の中央か左寄りが痛む

耐えがたい痛みが続く場合は救急車を

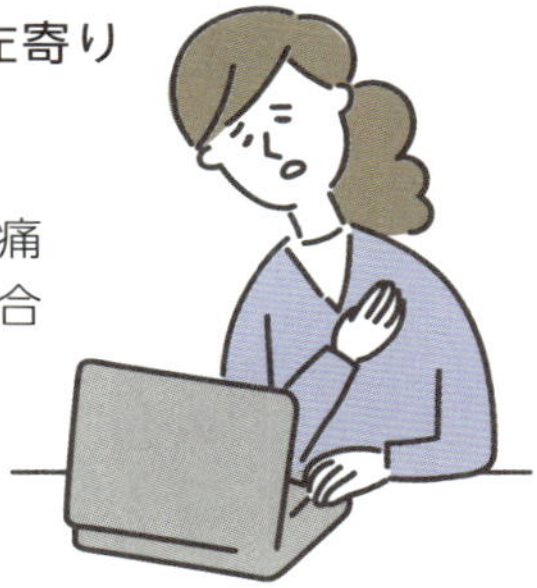

ほかの場所が痛むこともある

呼吸困難

- 横になって寝ると苦しさが増す

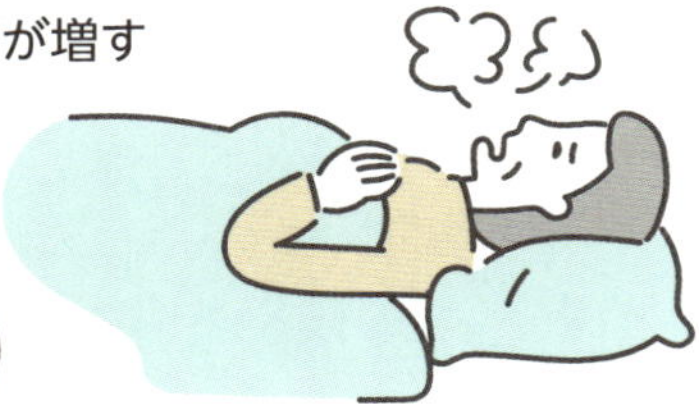

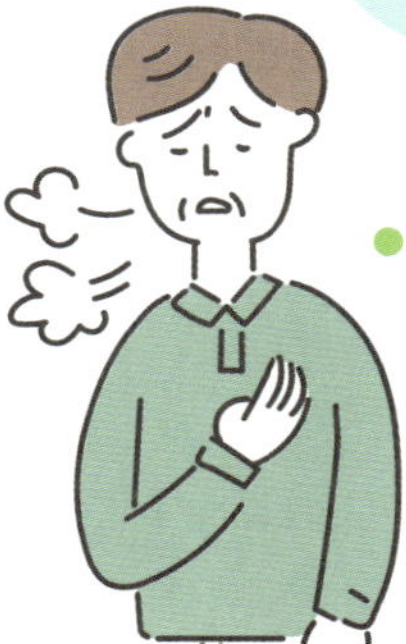

- 何もしていないのに息切れする

めまい・失神

- 目の前が暗くなる
- 意識が遠のく感覚

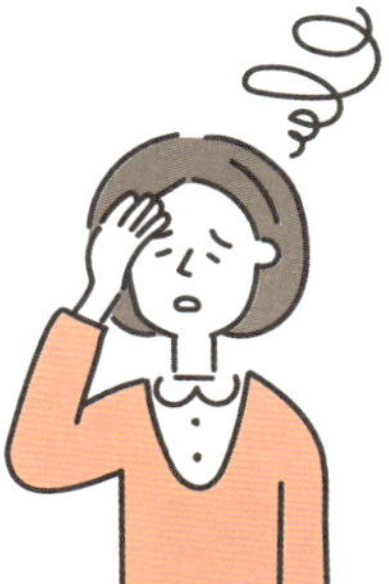

心臓・脈拍のしくみ

心臓は4つの部屋からなる

心臓は胸の中央にあり、だいたいにぎりこぶしほどの大きさです。右心房、右心室、左心房、左心室という４つの部屋からできています。心臓は心筋という丈夫な筋肉で囲まれていて、これらが刺激を受け心臓を動かしています。心筋は冠動脈という専用の太い血管から酸素と栄養を受け取っています。

血液が戻ってくるのが心房で、左右とも心臓の上部にあります。血液を送り出すのは心室で、左右とも心臓の下部にあります。全身に血液を送り出すために、もっとも強い力を必要とする左心室の壁をつくる心筋は厚く強靭です。

心室にはそれぞれ入口と出口に弁があり、逆流を防いでいます。

左右の心房心室の間には、酸素の少ない血液と多い血液が混ざらないようにするための壁があり、上部を心房中隔、下部を心室中隔と呼びます。

心臓には、全身を巡った血液が集まって戻ってくる2本の大静脈（上、下大静脈）、肺へ血液を送り出す肺動脈、肺から心臓へ戻ってくる４本の肺静脈、心臓から全身へ血液を送り出す大動脈があります。

全身を巡って大静脈を通り心臓に帰ってきた血液が最初に入るのが右心房で、次に右心室から肺動脈を通って肺に送られます。

全身から心臓へ戻ってきた血液は、酸素を届けた後なので、酸素が少なく、二酸化炭素が多い状態です。黒っぽい暗い色をしています。

肺に送られて二酸化炭素を手放し、酸素をたっぷり取り込んだ血液は、鮮やかな赤い色となり、肺静脈から左心房に戻されます。そして左心室から大動脈を通って全身に送り出されます。

心臓は4つの部屋から成る

心臓は右心房、右心室、左心房、左心室の４つの部屋に分かれていて、順番に血液が送られていく

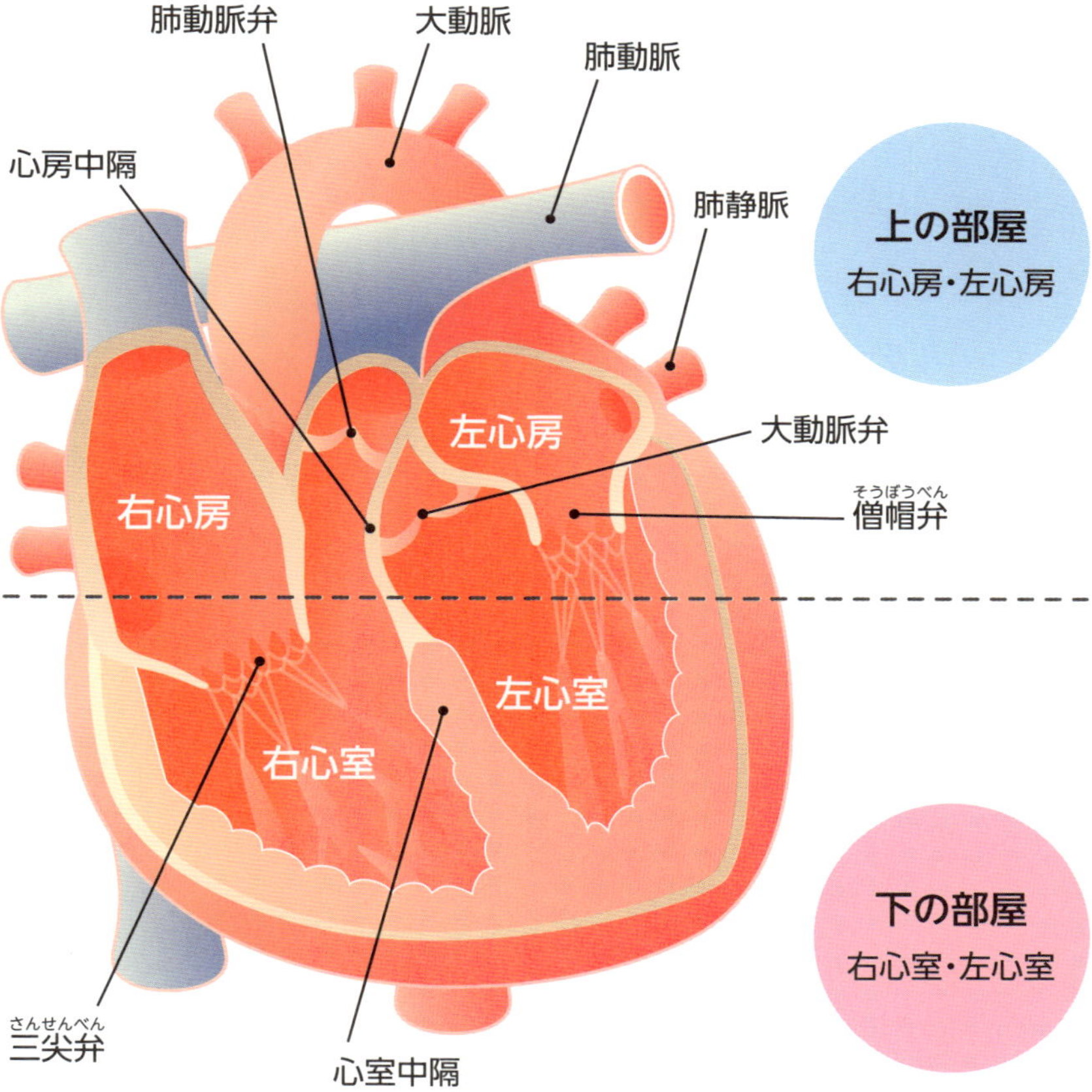

各部屋は弁で仕切られている

右心室の入口の弁を三尖弁、出口の弁を肺動脈弁、左心室の入口の弁を僧帽弁、出口の弁を大動脈弁という

心臓は電気信号で動いている

心臓の動きは、よくポンプにたとえられます。4つの部屋の心筋が刺激を受け、連携し、ポンプのように収縮と拡張をリズミカルにくり返すことで血液が運ばれています。

この動きを作り出しているのが電気信号です。心臓の動きをみる検査を心電図検査といいますが、文字通り心臓の電気信号を調べ、目に見える図にあらわすものです。

電気信号といってもごく弱い電気です。この電気信号が発生するおおもとは、心臓の右心房という部位の上部にある洞というところにある洞結節です。電気を発生させる洞結節は、心臓を動かすための発電所にたとえられ、1分間におおよそ70回ほどの電気信号を作り出します。

洞結節が興奮することで始まる心臓の正常なリズムを洞調律といいます。洞調律は、心臓が健康で正常に機能している状態で、正常な電気信号に基づき動いていることを示します。通常、洞調律では心拍数が安定し規則正しいものになります。言い換えれば洞調律以外は不整脈ということになります。

洞結節で発生した電気は、心臓の中央にある房室結節に送られ、ここでいったんパワーを調整され、ヒス束という送電線の役割を果たす心筋の線維に伝わります。上の部屋である心房を通過する際に心房の筋肉を収縮させます。

その後、房室結節の先で、右脚《うきゃく》と左脚《さきゃく》と呼ばれる分岐を経て、さらに細かいプルキンエ線維に伝わっていきます。右脚は右心室へ、左脚は左心室へ効率よく電気を伝え、収縮させるための専用の経路です。下の部屋である心室は、これらの脚からの刺激を受けて力強く収縮します。

このような洞結節から心臓の各部位まで電気が伝わる系統を刺激伝導系といい、この電気信号の伝わり方が不整脈には大きく関わっています。

洞結節から始まる心臓の刺激伝導系

洞結節から発せられる電気信号を受けると、受けた部位ごとに心臓の筋肉は収縮し、血液を送り出し、その後弛緩、拡張する

洞調律とは 洞結節から始まる正常なリズム

刺激伝導系

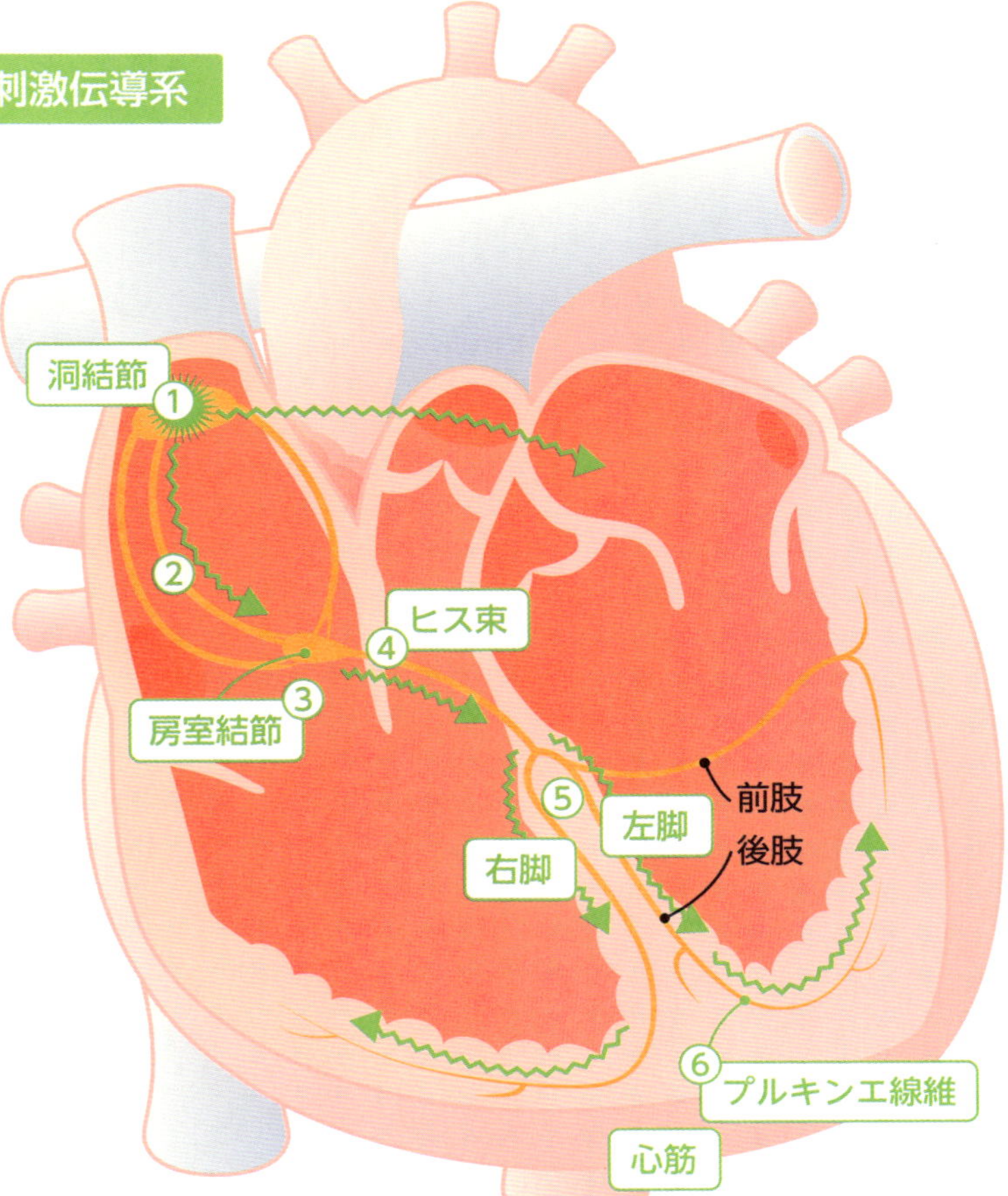

不整脈の原因

なぜ不整脈が起きるのか

不整脈にはさまざまな種類がありますが、一般的に加齢とともに増加します。

年齢を重ねると、動脈硬化が進んだり、血圧が高くなりがちです。動脈硬化は血管が弾力を失い脆《もろ》くなる状態で、高血圧とはお互いを悪化させます。動脈硬化や高血圧は、心臓や血管に負担をかけ、左心室の心筋を肥厚させ、期外収縮が起こりやすくなります。また左心房にも影響し心房細動の原因にもなります。狭心症や心筋梗塞などのリスクも高まるので、高血圧、動脈硬化は治療しなくてはいけません。

不整脈は心臓の電気信号を伝える刺激伝導系になんらかの異常が生じて起こります。中心的な役割を担う房室結節は、非常に繊細な電気経路で加齢によって途絶えやすくなります。房室ブロックといって電気信号がその先に上手に伝わらない状態になってしまうのです。

一方で不整脈は30代、40代の患者もいるように、加齢以外の原因でも起こります。

遺伝的な体質、病気で不整脈が起こることもあります。家族に心臓病の病気を経験した人がいる場合は年齢によらず注意が必要です。

また、不整脈は甲状腺の病気や糖尿病などホルモン分泌、代謝系の病気によって起こることがあります。月経の異常や更年期障害なども原因となり、自律神経の乱れや、炎症、貧血などでも起こります。

病気が原因で起こる不整脈は、もとの病気を治療することが大切です。もとの病気を治すことで不整脈も収まることが多いです。

不整脈の受診をきっかけに、隠れていた別の病気に気づくということも珍しくはありません。

不整脈が起きる原因

電気信号の刺激伝導系は加齢とともにトラブルが起きやすくなるが、加齢以外の原因で起こることもある

加齢によって

高血圧と動脈硬化が進む

動脈硬化

血管が狭くなったり詰まったりしやすい状態

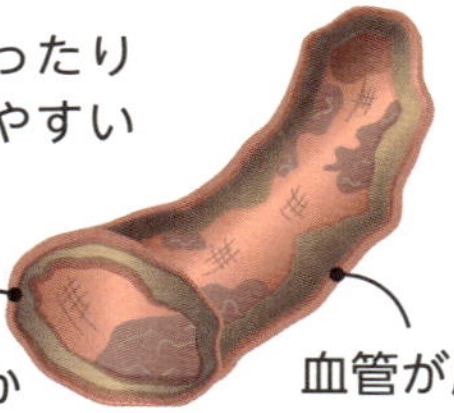

弾力やなめらかさは失われる

血管が厚く硬くなる

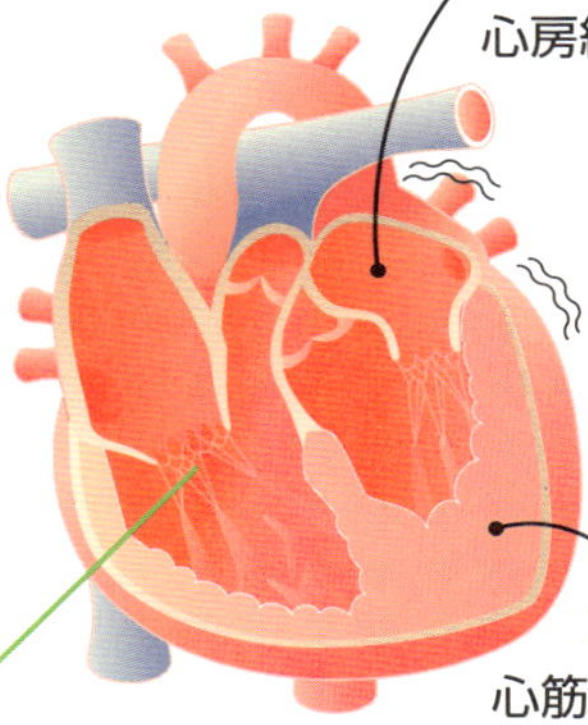

左心房

心房細動

左心室

心筋が肥大

房室結節

電気信号の伝達の機能が衰える
特別な原因がなくても途絶えやすい
房室ブロックを起こしやすい

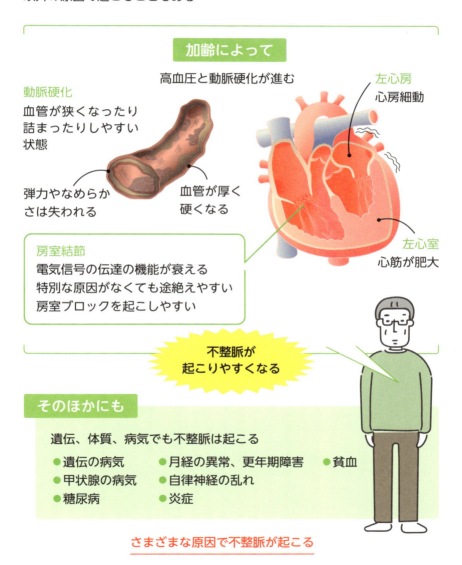

不整脈が起こりやすくなる

そのほかにも

遺伝、体質、病気でも不整脈は起こる

- 遺伝の病気
- 甲状腺の病気
- 糖尿病
- 月経の異常、更年期障害
- 自律神経の乱れ
- 炎症
- 貧血

さまざまな原因で不整脈が起こる

不整脈を引き起こす誘因

不整脈は加齢のほかさまざまな原因で起こります。そして不整脈が起こるときに、「きっかけ（誘因）」があることがあります。

風邪などで熱が出ると脈は速くなります。運動したり、驚いたり、興奮したときも脈は速くなります。

脈拍には自律神経が関わっていて、直面している状況に合わせて臨機応変に対応するため、日々のできごとで不整脈が誘発されることがあります。

なんらかのきっかけで一時的に脈拍が乱れたとしても、安静にしたり、誘因を取り除くことで、脈拍も落ちつくのであれば心配ありません。

ただし、これらの誘因は心臓に負担をかけています。心臓に病気がある人、不整脈が起こりやすい状態の人、治療中の人は、なるべくこうした誘因を避けるようにしたほうがよいでしょう。

不整脈には生活習慣も関わっています。不規則な生活リズムは心臓の負担となります。睡眠不足や精神的ストレス、過度の疲労も不整脈を誘発します。

飲酒やカフェインの過剰摂取などでも起こります。カフェインについては、カフェインの摂取で頻脈が起こりやすい人は避けたほうがよいでしょう。一方でカフェインからあまり影響を受けない人もいます。そういう人までカフェインを避ける必要はありません。

喫煙は心房細動のリスク因子であると同時に、心筋梗塞などのリスクも高めます。また喫煙は自律神経を刺激し、脈拍、血圧を上昇させ、不整脈を誘発します。反対に、喫煙習慣により心臓病リスクの高い人でも禁煙することで、非喫煙者と同じくらいリスクを下げられることがわかっています。たばこを吸う人はこの際、禁煙を検討しましょう。

なお心房細動のリスク因子については第2章でも紹介しています。

きっかけがあって起こる不整脈

驚いた、興奮した、運動したなどのきっかけで起こる不整脈は、その後おさまれば問題ない

きっかけがあって起こった不整脈

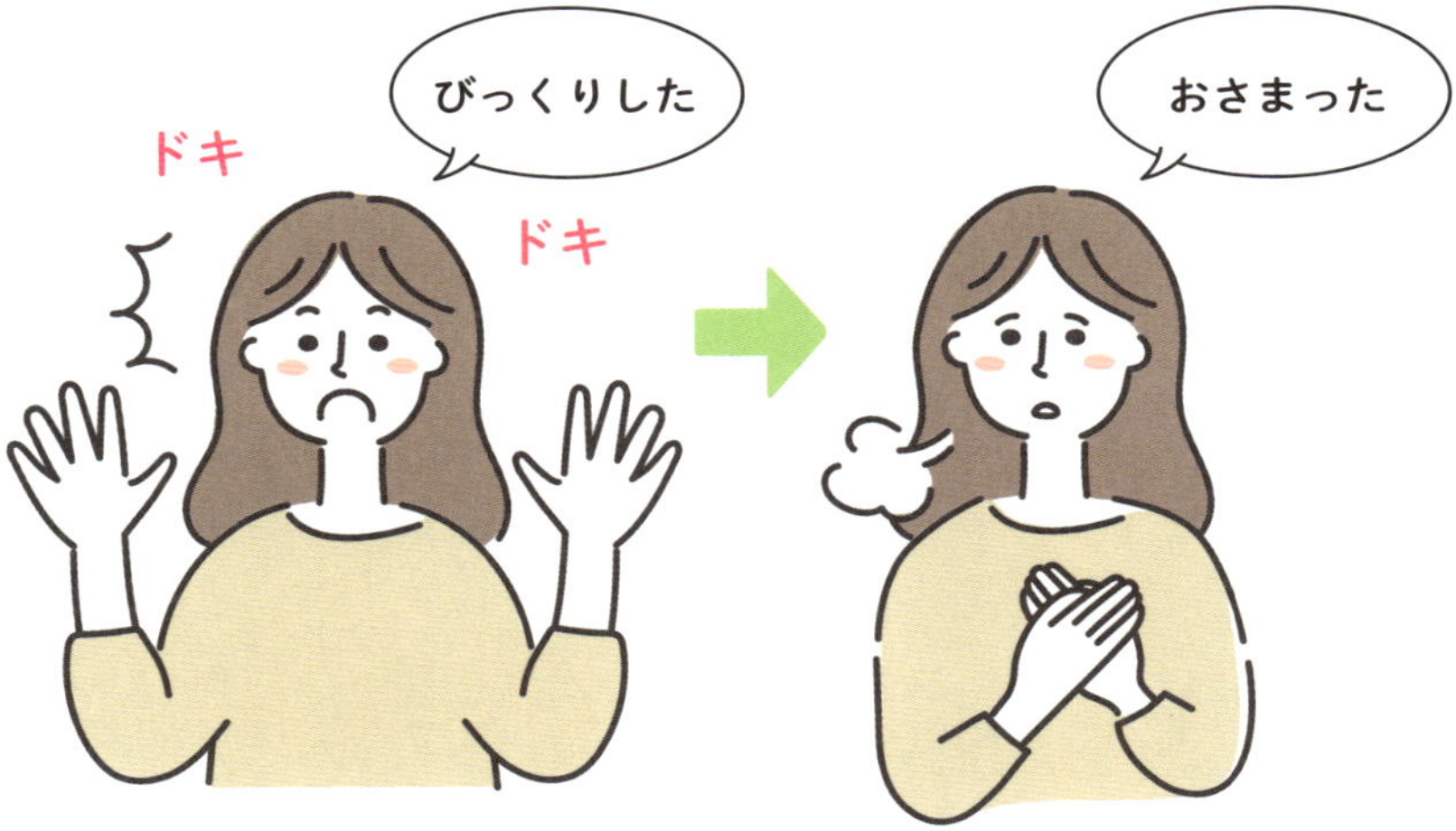

誘因を取り除き安静にしていれば
おさまる場合は心配いらない

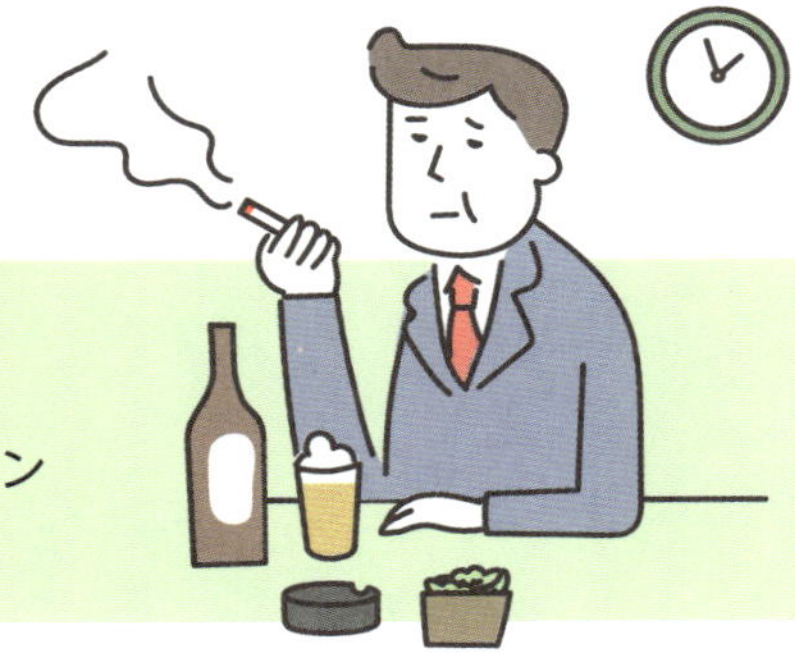

こんな生活習慣はよくない

- 睡眠不足
- 疲労
- 精神的ストレス
- 飲酒
- カフェイン
- たばこ

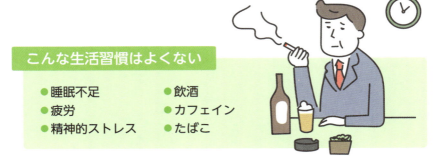

原因に病気が考えられる場合は注意が必要

不整脈の分類

脈の速くなる頻脈

不整脈のうち、1分間に100回以上心臓が拍動する状態を頻脈（頻脈性不整脈）といいます。

頻脈性不整脈には、ある一点からの異常な電気の発生（興奮）により生じる巣状《そうじょう》興奮と、特定の回路をぐるぐる旋回するリエントリーがあります。

なお、心配のいらない頻脈に洞性頻脈があり、これは、電気信号の出る場所と回路は正常であるものの、脈が速いタイプの不整脈です。運動をしたときや緊張したときなどに脈が速くなるのもこの洞性頻脈です。安静時に解消される場合は、治療の必要はありません。

心房で起こる上室性頻脈には、心房細動、心房粗動、心房頻拍、房室結節リエントリー性頻拍、WPW症候群などがあります。

心房が細かくふるえるような動きをし、血液を送り出す能力が低下する心房細動では、血栓ができやすくなるので注意が必要です。

また、心室で発生する心室性頻脈には、心室頻拍、心室細動などがあります。心室性頻脈には注意の必要なものが多いです。

心臓に異常がない場合でも、頻脈が常態化している場合や、運動や緊張などのきっかけがない頻脈がたびたび起こる場合には、炎症性疾患など心臓以外の病気が疑われるため、注意が必要です。

頻脈性不整脈で、症状が強く日常生活に支障を来す場合やリスクが高い場合は、薬を使って治療します。また、カテーテルアブレーションなどを行って原因となっている部位を直接治療したりします。

治療については第3章、第4章で詳しく紹介します。

脈の速くなる頻脈

頻脈性不整脈

1分間に100回以上心臓が拍動する状態を頻脈という

巣状興奮

特定の部位から異常な興奮が起きて脈が速くなる

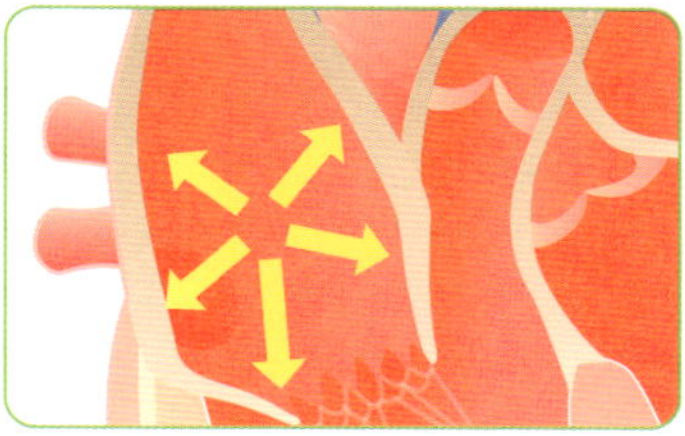

リエントリー

電気刺激が同じところをぐるぐる回り続ける。旋回または回帰性ともいう

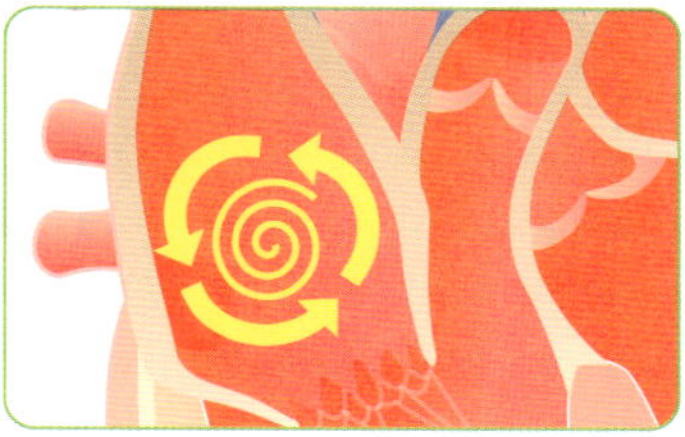

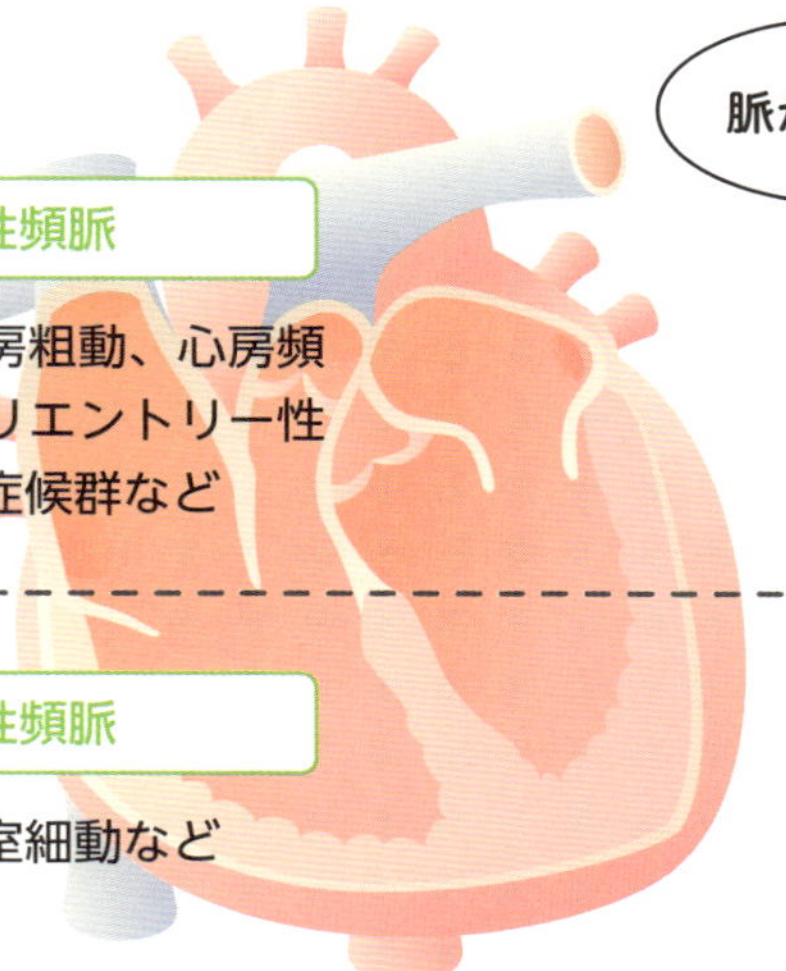

上室性頻脈

心房細動、心房粗動、心房頻拍、房室結節リエントリー性頻拍、WPW症候群など

心室性頻脈

心室頻拍、心室細動など

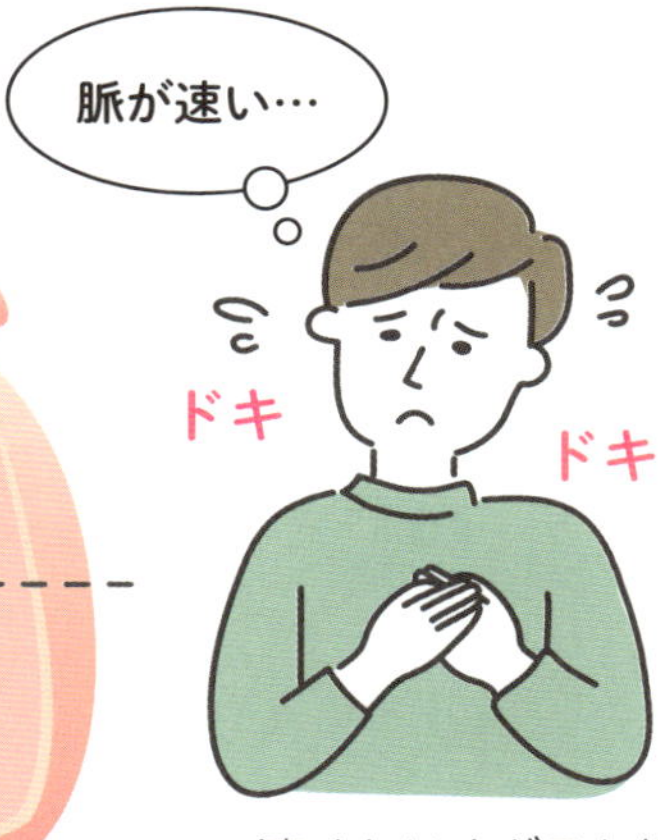

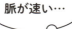

速くなりすぎると細動という細かくふるえる状態になり、うまく血液を送り出せなくなることも

治療する場合は

- 薬物治療
- カテーテルアブレーション

脈が少なく、遅くなる徐脈

徐脈（徐脈性不整脈）とは、脈拍数が1分間に50回以下のもの、あるいは、脈拍の間隔が長くなるものをいいます。

とはいえ、普段から運動して体を鍛えている人、若い人には、もともと心拍数が少ない人も多く、徐脈以外に異常も症状もない場合は洞性徐脈といい、治療がいらないことが多いです。

徐脈をもたらす病気には、洞結節の機能低下により一時的に電気信号が送られなくなったり、少なくなったりして徐脈を来す洞不全症候群と、房室結節でのなんらかのトラブルにより、電気信号は出るものの、心房から心室へ信号がブロックされて起こる、房室ブロックがあります。

いずれの場合も、心室まで信号が伝わらないことで心室の収縮が遅くなり、徐脈が起こります。徐脈の状態では、血流が少ないことによって全身の酸素供給が不足し、息切れしやすくなったり、疲れやすくなることがあります。悪化すると、脳への血流が不足する脳虚血の状態になり、危険です。

このほかに、徐脈性心房細動、徐脈性心房粗動といって、心房から心室への脈拍の伝わり具合が極端に低下したものがあります。

一般に心房細動、心房粗動は、細かくふるえるような頻脈性のものが多いのですが、悪化したり、ほかの病気を合併した結果、徐脈性になることがあります。心房がひとまとまりに収縮せず、各部位が不規則にふにゃふにゃと動き血液をうまく送り出せません。心室への信号の伝わり方も不規則になり、脈も不規則になります。

徐脈性不整脈は、めまい、失神などの症状の改善、心不全・心臓突然死の予防、心機能を保つなどの目的で、植込み式ペースメーカーという、体内に電気信号を規則的に発する装置を植え込む治療が選択されることがあります。

脈が少なく、遅くなる徐脈

徐脈性不整脈

脈拍数が1分間に50回以下 または 脈拍の間隔が長くなるもの

洞性徐脈

徐脈でもほかに異常や症状がない

洞停止

洞結節からの電気信号が一時的に発生しなくなる

ブロック

信号がブロックされて伝わらなくなる

洞房ブロック

心房に伝わらない

房室ブロック

心室まで伝わらない

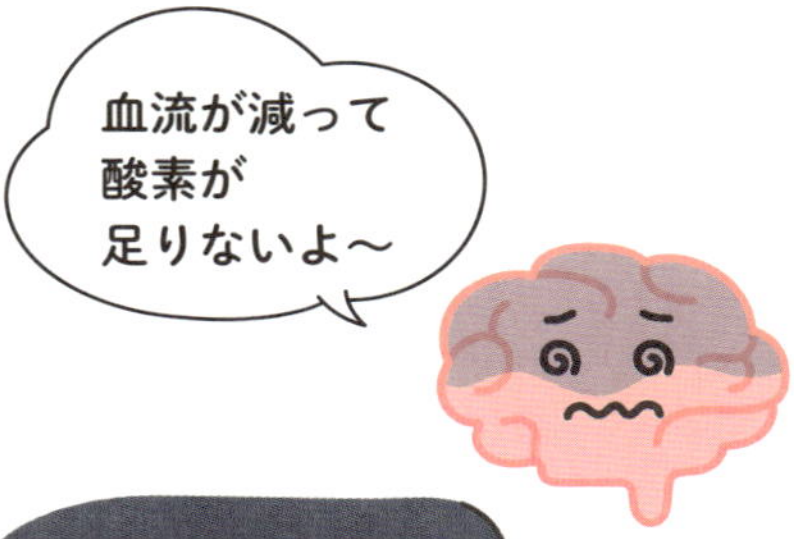
血流が減って
酸素が
足りないよ～

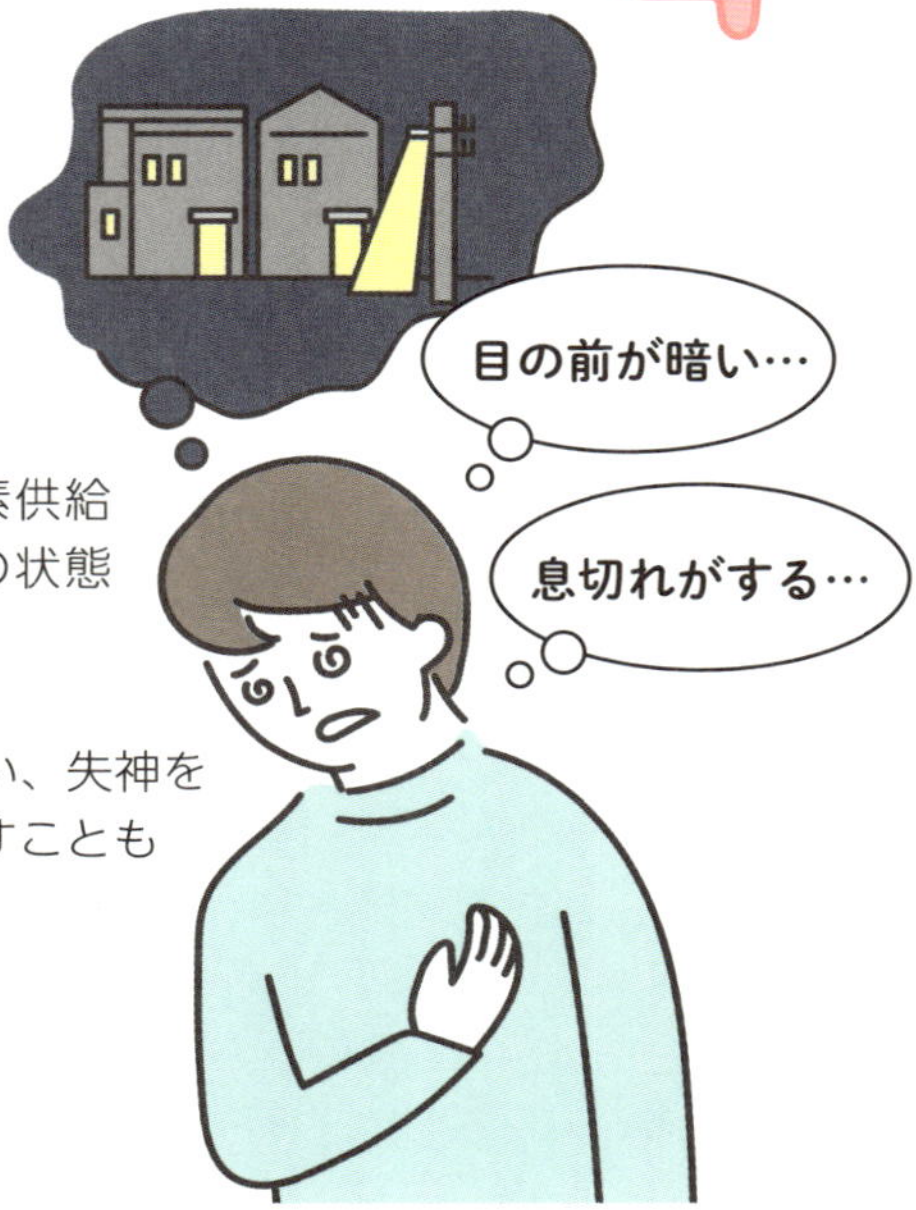
目の前が暗い…
息切れがする…

徐脈により全身の酸素供給が不足すると脳虚血の状態になる

めまい、失神を起こすことも

治療する場合は

- 植込み式ペースメーカー

脈のタイミングがずれる期外収縮

頻脈と徐脈のほかに、脈拍のリズムが不規則になったり瞬間的に途絶えたりする、期外収縮という不整脈もあります。洞結節以外の部位から電気的興奮の信号が発生して、通常の脈よりも早いタイミングで心臓が収縮して起こります。

瞬間的に生じてすぐにもとに戻るような期外収縮は珍しいことではなく、健康な人でも一日あたり、数十回は期外収縮が起きています。

期外収縮の症状は、自覚できるような場合には、胸やのどが詰まったような感じや、咳込み、ドキッと心臓が飛び跳ねたような感じ、脈が飛んだなどと表現されます。脈が飛んだあと、強くドキドキする動悸が感じられることもあります。

期外収縮は、自律神経のバランスの崩れたときに起こることが多く、強い精神的ストレスを感じたり、睡眠不足や疲労、アルコールやカフェインの摂りすぎなどが誘因となります。

こういった理由で起こる期外収縮は、原因を取り除くことで改善されるのであればほとんど心配ありません。

期外収縮には、上室で起こり、心配のいらない心房性期外収縮（上室性期外収縮）と、下の心室で発生した異常な興奮によって、心室が余分に拍動したり、脈が飛ぶ心室性期外収縮があります。

なお、心室性期外収縮はそれだけではほとんど心配いりませんが、３つ以上連続して出現するものを心室頻拍といい、なかには危険な心室細動に進展するものもあり注意が必要です。

また、拍動１００回のうち10回以上などあまりにも頻度の高い期外収縮や、日常的にたびたび起こるような場合は、専門科の受診が勧められます。

期外収縮の治療は、頻脈と同様、薬物による治療や、カテーテルアブレーションなどの選択肢があります。

タイミングがずれる期外収縮

期外収縮自体は健康な人でもよく起こることで、すぐにもとに戻るのであればまず心配はいらない

期外収縮

脈が飛ぶ、リズムが不規則になったり、瞬間的に途絶えたりする

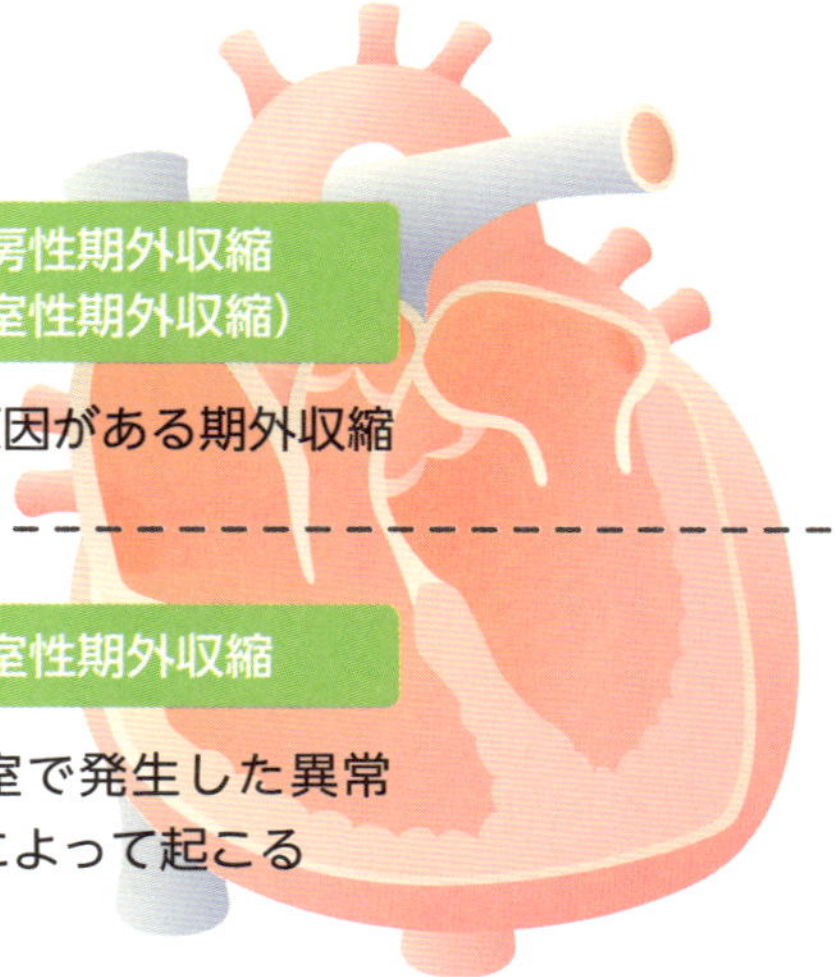

心房性期外収縮（上室性期外収縮）

上室に原因がある期外収縮

心室性期外収縮

下の心室で発生した異常な興奮によって起こる

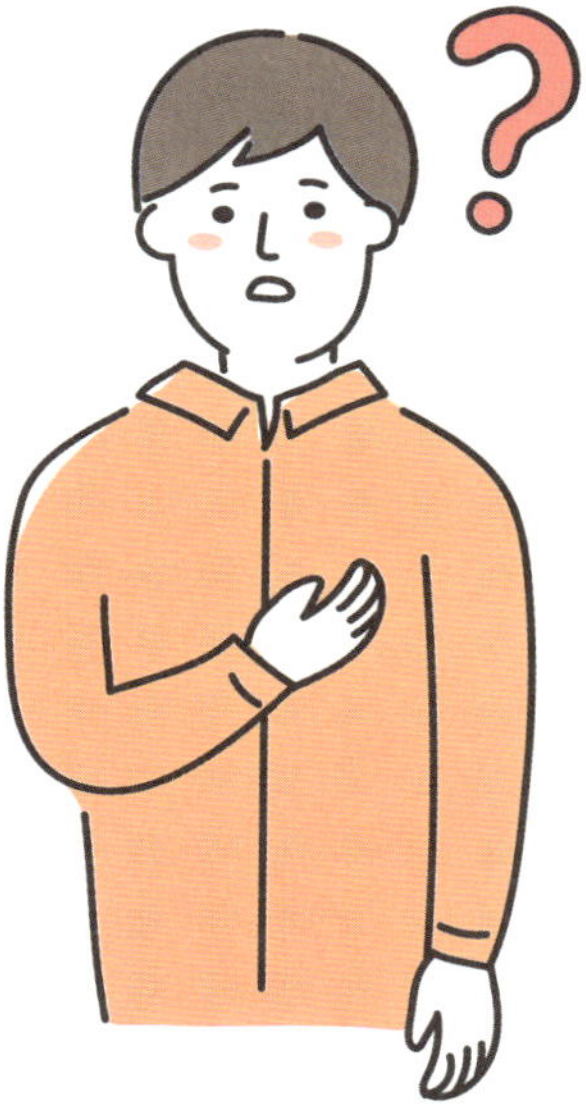

健康な人でもたびたび起きている

こんなときは注意が必要

- 3つ以上連続して出現するものを心室頻拍という
- 心室細動につながる可能性がある

治療する場合は

- カテーテルアブレーション

注意が必要な不整脈

心臓突然死にもつながる心室細動

不整脈には正常範囲で危険性のないものから、生命に関わるものまで、いろいろな種類があることを見てきました。そのなかでももっとも注意が必要なのは心室細動です。

心室細動は、血液を送り出すための部屋である心室が1分間に３００回以上もぶるぶるとふるえ（細動）、不規則にけいれんする病気です。心筋梗塞や心筋症、重度の心不全など心臓の病気をもつ人が発症しやすい傾向にあります。

また、前項で説明したように心室頻拍の人も心室細動のリスクが高く、さらに不整脈で突然死をした血縁者がいる人も注意が必要です。

心室細動が起きると、心室の機能が麻痺し、血液を送り出せません。この状態が続くとすぐに脳を含めた全身への血液供給が停止し、数秒から数十秒で意識を失い、命にも関わります。自然に回復することはほとんどなく、ただちに救急車を呼んで、適切な治療を受ける必要があります。心臓突然死*の多くで、この心室細動が起きています。

救急車を呼ぶと同時に、心拍が確認できない場合は、心臓マッサージとＡＥＤ（自動体外式除細動器）による電気ショックが必要です。ＡＥＤなどの機器による除細動とは、やや強い電気ショックを体外から加えることで、心臓の異常な細動を止め、正常な動きに戻すものです。

心室細動が起こるリスクが高い人には、小さな植込み型の除細動装置（ＩＣＤ）を体内に植え込みます。植込み型除細動装置は、常時心臓の電気信号を監視して、異常を検知したときには症状に応じた電気刺激を発し、心臓の動きを正常に戻します。

用語解説

心臓突然死　心臓病が病因と推定される急性徴候の出現から24時間以内（もしくは1時間以内）の予期せぬ死亡と定義される。

危険な心室細動

心室が細かくふるえ、血液を送り出せなくなる心室細動は、命にも関わる危険な不整脈。ただちに治療する必要がある

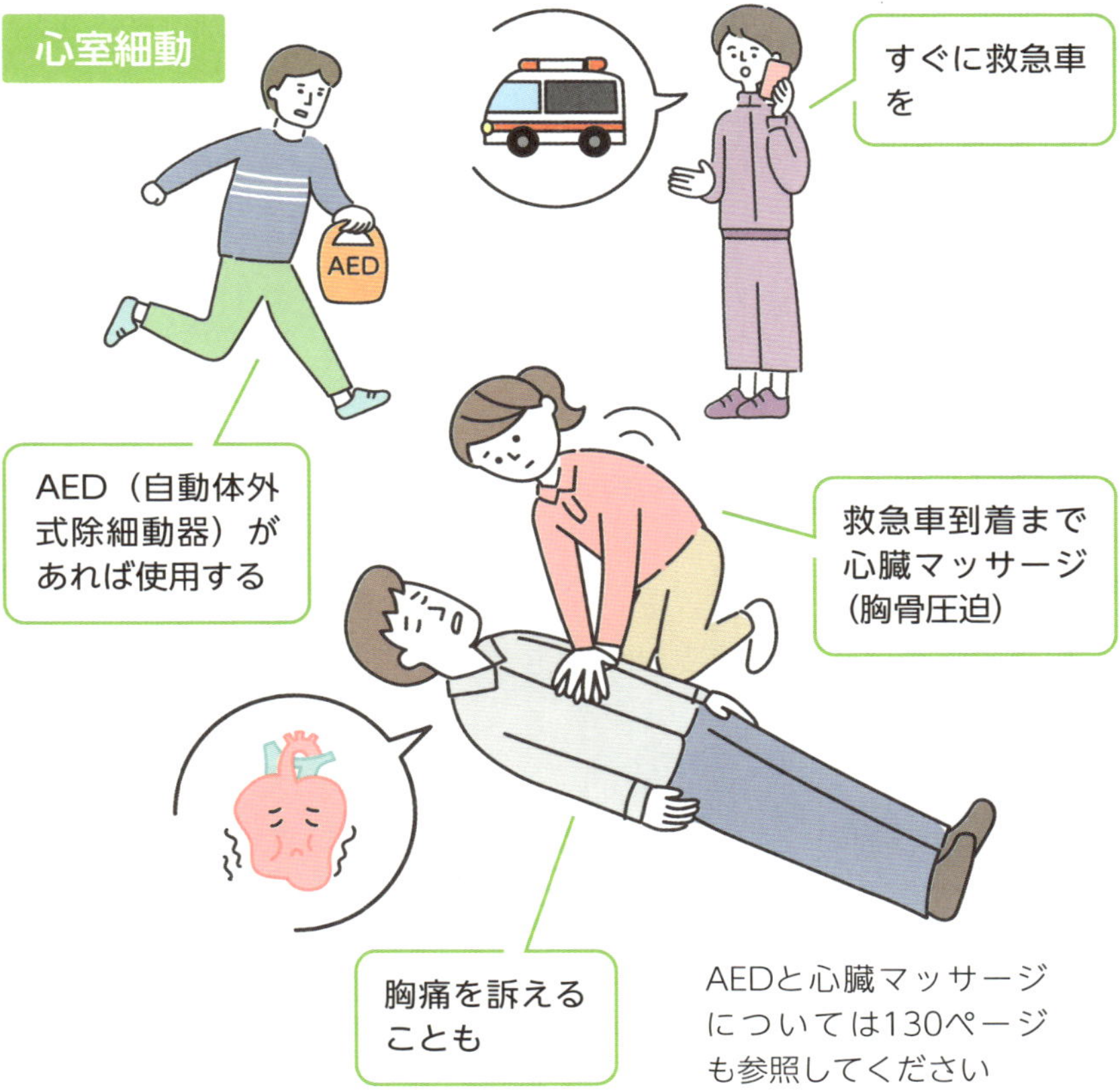

AEDと心臓マッサージについては130ページも参照してください

命に関わることも

2018年度に救急搬送された心停止の患者は127,718人にものぼり、そのうち80～89歳が最多で全体の34%を占める。そして、心臓に原因がある心原性心停止の発生数は6割以上になる

心房細動は放置してはいけない

心房細動は、複数の異常な電気信号が、上の部屋である心房内を旋回し、そのため心房が不規則にふるえるように細かくけいれんする不整脈です。

心房細動が起こると、心臓では1分間に600〜1000回も興奮（収縮）が起こります。この状態ではきちんと収縮できないため心房内の血流は悪くなります。

心房細動は発作の持続時間によって、1週間以内に自然に発作が治まる発作性心房細動と、発作が1週間以上続くものの治療すると治まる持続性心房細動、1年以上続き治療をしても治らない永続性心房細動の3つに分けられます。

そのなかでも永続性心房細動は、慢性心房細動とも呼ばれ、心房細動になりっぱなしの状態です。

心房細動状態でも、それだけでは心室細動のように心臓突然死の直接的な原因にはなりませんが、放置してはいけません。

心房細動は、いわゆる「進行性の病気」という特徴も持ち、治療しないでいると発作性から持続性、そして慢性へと進行していきます。

また、心房細動は血栓ができやすいことによって血管障害、なかでも脳梗塞のリスクを高めます。

そのほか、心臓や血管に負担をかけ、心不全や認知症のリスクも高め、ＱＯＬ（生活の質）の低下や命に関わる事態にもつながります。

心房細動は早期に発見して、早期に適切な治療を行った方が予後がよいことがわかっています。

かつて心房細動は、治癒する方法がなく、抗不整脈薬を使用して発作を抑えるしかありませんでしたが、現在は、根治を目指した治療法が選択できます。

心房細動と診断されたときに注意すべき点や治療法については、2章、3章でも紹介しています。

心房細動は放置しない

心房細動だけで命に関わることはない。しかし放置すると進行し、重大な事態をもたらすことがあるので注意が必要

心房細動の進行

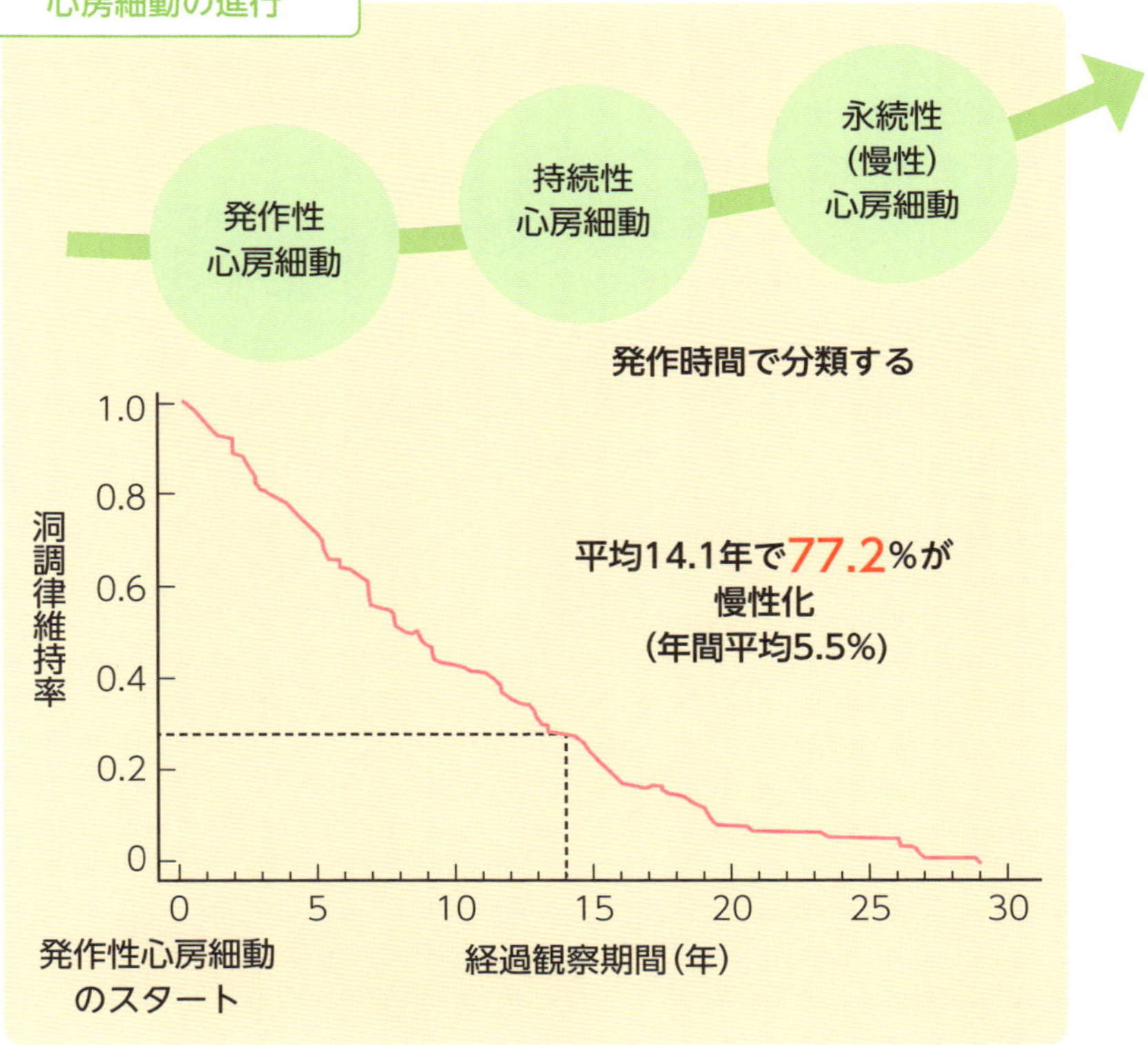

Kato T, et al. Circ J. 2004; 68:568-72

放置すると悪化してしまう

血栓ができやすいことによって
脳梗塞のリスクも高まる

悪化すると心臓の機能が低下し
心不全などにつながる

Column

しっかり原因を調べよう

不整脈など脈拍の異常を感じると「心臓の病気なのでは」「重大な結果につながるのでは」と心配になってしまうものです。

こうした不整脈が精神的ストレスとなってしまい、ストレスがまた不整脈につながるようなケースも意外に多いものです。

心配し過ぎて、ストレスの悪循環とならないようにすることも大切です。

まったく心配のいらない不整脈もある一方で、実際は不整脈のかげに重大な問題がかくれていることもあるので、不整脈が続いたり頻繁に起こるようなら、医療機関を受診してしっかり原因を調べてもらいましょう。

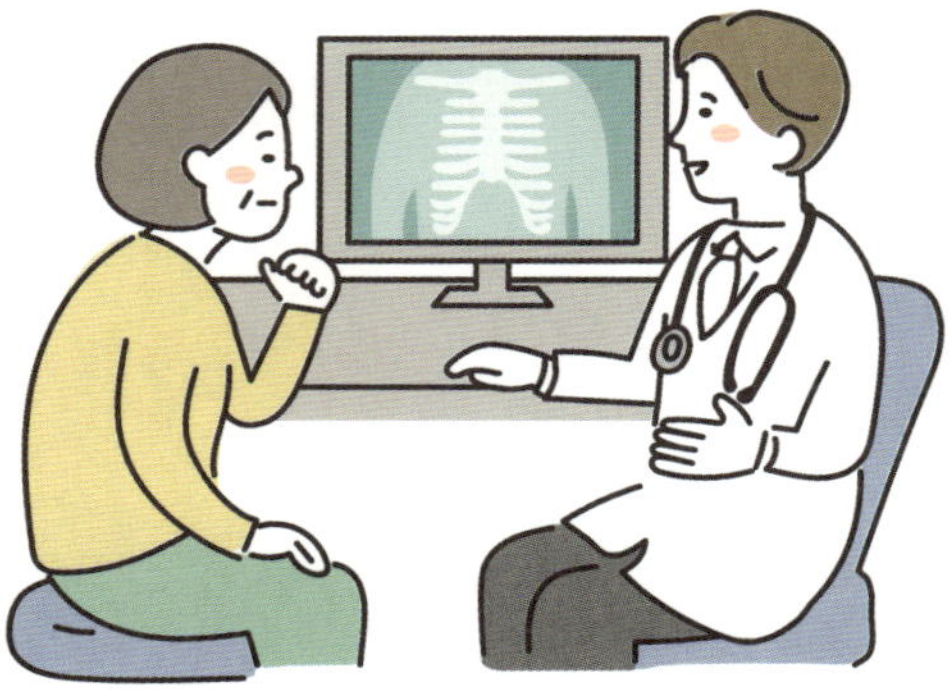

第 2 章

受診と診断、治療

不整脈にはさまざまな種類があります。治療が必要かどうかを正しく見極めるために、医療機関を受診して検査を受けることが必要です。不整脈の診断までの流れ、治療法を選択する際の考え方についてみていきましょう。

専門科を受診しよう

不整脈で受診する際は循環器内科へ

不整脈の原因をしっかり確かめるためには、医療機関の受診が必要です。

一般に「症状が軽度で日常生活に影響がない」不整脈は、緊急ではないと考えられていますが、「一過性の不整脈」や「不整脈がほかの疾患の症状でその原因疾患を適切に治療している場合」でも急に変化することがあります。たとえ危険度が低い不整脈であっても、それらが心配ないものであることを確かめるためには、やはり一度は受診が必要です。

また、健康診断で指摘を受けた場合もできるだけ早めに受診しましょう。

不整脈を疑って受診する場合、診療科は心臓と血管の病気を専門に診る循環器内科がよいでしょう。可能であれば、不整脈を専門に診療する*不整脈専門医がいる施設を受診します。近くにない場合は、まずは心電図検査などを行うことができる内科などで相談するとよいでしょう。

診察の際は、どのような症状があるか、起きやすい状況、頻度、程度などとともに、病歴や使用中の薬を聞かれます。

とくに使用している薬がある場合は正確に答えられるようにしておく必要があります。お薬手帳や、薬を処方された際に一緒に渡される説明書を持参するとよいでしょう。

なお、不整脈の症状で受診しても初診でははっきりした病名が診断できない場合もあります。症状や患者さんからの聞き取りによって、おおよその病気は予想できますが、詳しい判断は精密検査で不整脈を確認したり、似た症状のほかの病気の可能性を除外したりしながら行います。

用語解説

不整脈専門医　一般社団法人・日本不整脈心電学会で認定するとくに不整脈診療に特化した専門知識、技能を持つと認められた医師

こんなときは受診しよう

不整脈かなと思ったら、放置することなく一度は受診して原因や種類を調べる必要がある。とくに安静時に突然起こる、たびたび起こる、長く続くような不整脈は早めに受診するほうがよい

受診する際は

循環器内科

不整脈をはじめ、狭心症、心筋梗塞、心臓弁膜症、心筋症、心不全など、心臓や血管の病気を専門に診る診療科

問題ないかなという不整脈でも確認のために一度は受診を

不整脈診療に関わる医療スタッフ

- 不整脈専門医
- 関連科の医師
- 臨床工学技士
- 看護師
- 薬剤師
- ソーシャルワーカー
- 病院スタッフ

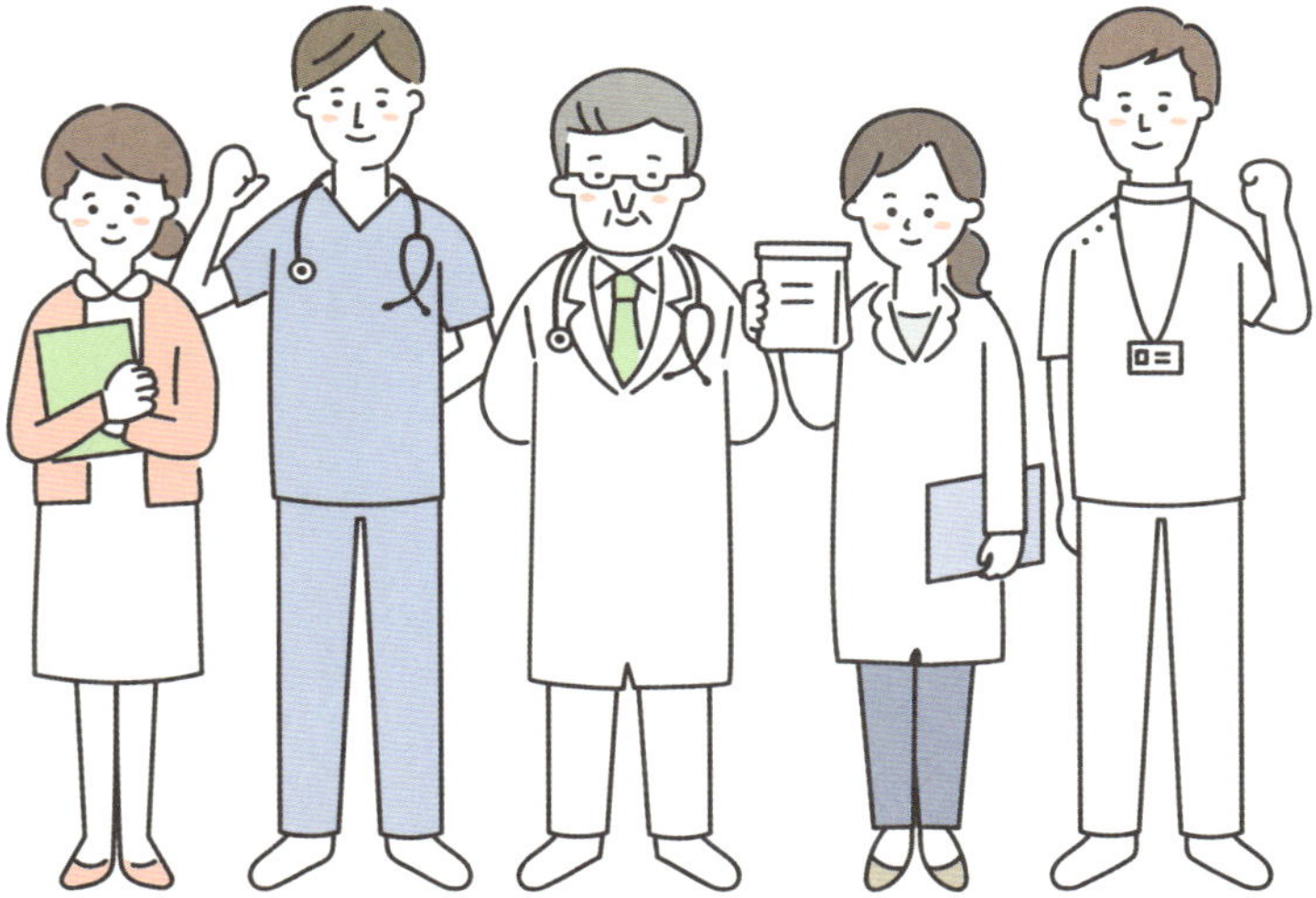

原因に心臓の病気が隠れていることも

　先述した心房細動は進行性で、放置すると悪化してしまうことがあるので、気づいたらすみやかに受診し治療を開始することが必要です。

　心房細動のほかにも、治療や経過観察が必要といわれる不整脈があります。たとえば洞結節の異常によって、心臓のなかで電気が作られなくなる洞（機能）不全症候群、房室結節の機能が低下して心房から心室へ電気が伝わらなくなる房室ブロック、心室内の伝導異常である脚ブロック（右脚ブロック、左脚ブロック）などで、こうした不整脈は心電図検査の波形で分類されます。

　同様に注意が必要な不整脈に、心房と心室の間に余分な電線（副伝導路）が存在することで、正常な電線と余分な電線の間で電気の旋回が起こって頻脈（発作性上室頻拍）が発生するＷＰＷ症候群などもあります。

　なお左脚ブロックは、右脚ブロックと違って心臓病を伴う場合が多いので、これが見つかった場合はさらに詳しい検査を受ける必要があります。

　そのほか、不整脈のかげに狭心症や心筋梗塞などの冠動脈疾患、心臓弁膜症、心筋症、心筋炎、心不全などの心臓の病気が存在することもあります。これらは不整脈の原因となるほか、不整脈の影響で発症したり悪化したりすることもあります。受診することでこうした病気の存在を確かめることもできます。

　ほかの病気のために不整脈が起こっている場合も、正しく診断し適切な治療を受けることが大切です。

　健診などで不整脈を指摘されたら放置せず、なるべく早く専門科を受診し、どのようなトラブルがどこで起きているのか、原因はなにかなどを調べ、適切に対処するようにしましょう。

正しく診断を受けることが大切

治療や経過観察が必要な不整脈

心室細動（34ページ）

洞（機能）不全症候群

洞結節の異常によって、心臓のなかで電気が作られなくなる

右脚ブロック

右心室へ電気を伝える脚で電気の流れが悪くなった

左脚ブロック

反対側である左側の電線の流れが悪くなった

心房細動（36ページ）

房室ブロック

房室結節の機能が低下して心房から心室へ電気が伝わらなくなる

ＷＰＷ症候群

心房と心室の間に余分な電線（副伝導路）が存在することで、正常の電線と余分な電線の間で電気の旋回が起こって頻脈（発作性上室頻拍）が発生する

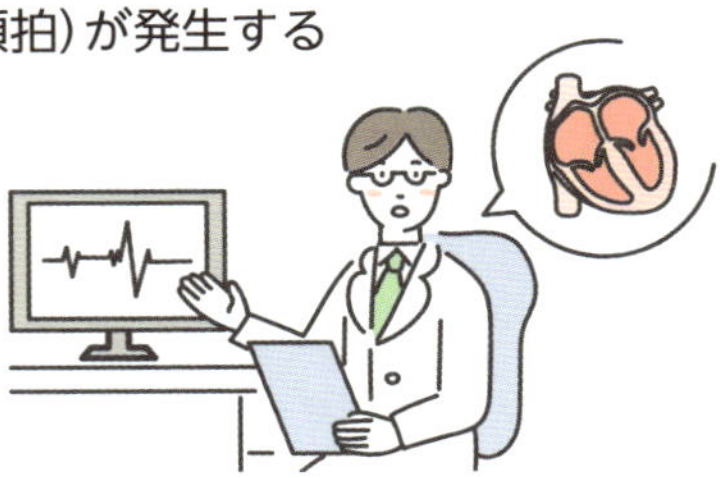

こんな病気が存在するかも

狭心症

動脈硬化などで冠動脈が詰まるなどして心臓への血流が悪くなる

心筋症、心筋炎

心筋が炎症を起こし、血液を送り出す機能が低下する

心不全

心臓の機能が低下する

心筋梗塞

狭心症と同様に血管が詰まり完全に血流が途絶え、細胞の壊死などが起こる危険な状態

心臓弁膜症

心臓の弁の働きが悪くなり、通りが悪くなる狭窄や、逆流する閉鎖不全などが起こる

不整脈診断のための検査

まずは問診で症状を伝える

不整脈の診断のためには、まず問診で次ページのような項目の症状を伝えます。医療機関によっては専用の問診票がある場合もあります。

不整脈の診断では、患者さんが感じている症状をできるだけ正確に伝えることが重要です。というのも不整脈は常に異常な脈拍が起きているとは限らないため、医師の前ではそれがあらわれないこともあります。医師は、患者さんの訴えから、どんな原因が考えられるのか、危険性がないかなど推測し、おおよその検討をつけていきます。ですから、症状をきちんと伝えられると診断にも役立ちます。

動悸、胸痛、息切れ、めまい、失神などの症状の頻度や持続時間、いつ頃からあらわれているか、どんなきっかけで起こったか（誘因）、もしくはきっかけはなかったかなどの情報から、不整脈の種類や重症度を推測します。

また、既往歴の確認も重要です。過去に経験した心筋梗塞や心不全などが不整脈の原因となる可能性があります。さらに、甲状腺疾患や高血圧なども不整脈に影響を与えることがあります。

家族に同様の症状を持っている人や、突然死した人はいないかなど、家族の病歴も重要です。たとえば、ブルガダ症候群、ＱＴ延長症候群など、遺伝がかかわっている不整脈もあるからです。

生活習慣についても聞かれます。喫煙、飲酒、カフェイン摂取、薬物使用などの生活習慣が不整脈に影響を与えることがあります。たとえば、過度のカフェイン摂取やアルコールは不整脈を誘発することがあります。ストレスや睡眠不足もリスク因子となり得ます。

問診で症状を伝える

不整脈の正しい診断のためには、感じている症状をできるだけ正確に伝えることが大切

受診の際に確認されること

症状

- 動悸、胸痛、息切れ、めまい、失神などの症状
- 頻度、持続時間、いつ頃からあらわれているか
- どのような症状か（ゆっくり、速い、強い、乱れる、突然起こるなど）
- どんなきっかけで起こったか（誘因）
- きっかけはなかったか、など

既往歴

- 過去にかかった心臓の病気や大きな病気

家族歴

- 家族が心臓の病気を経験しているか

生活習慣

- 飲酒や喫煙、睡眠時間、ストレスなど
- 使用している薬

その他

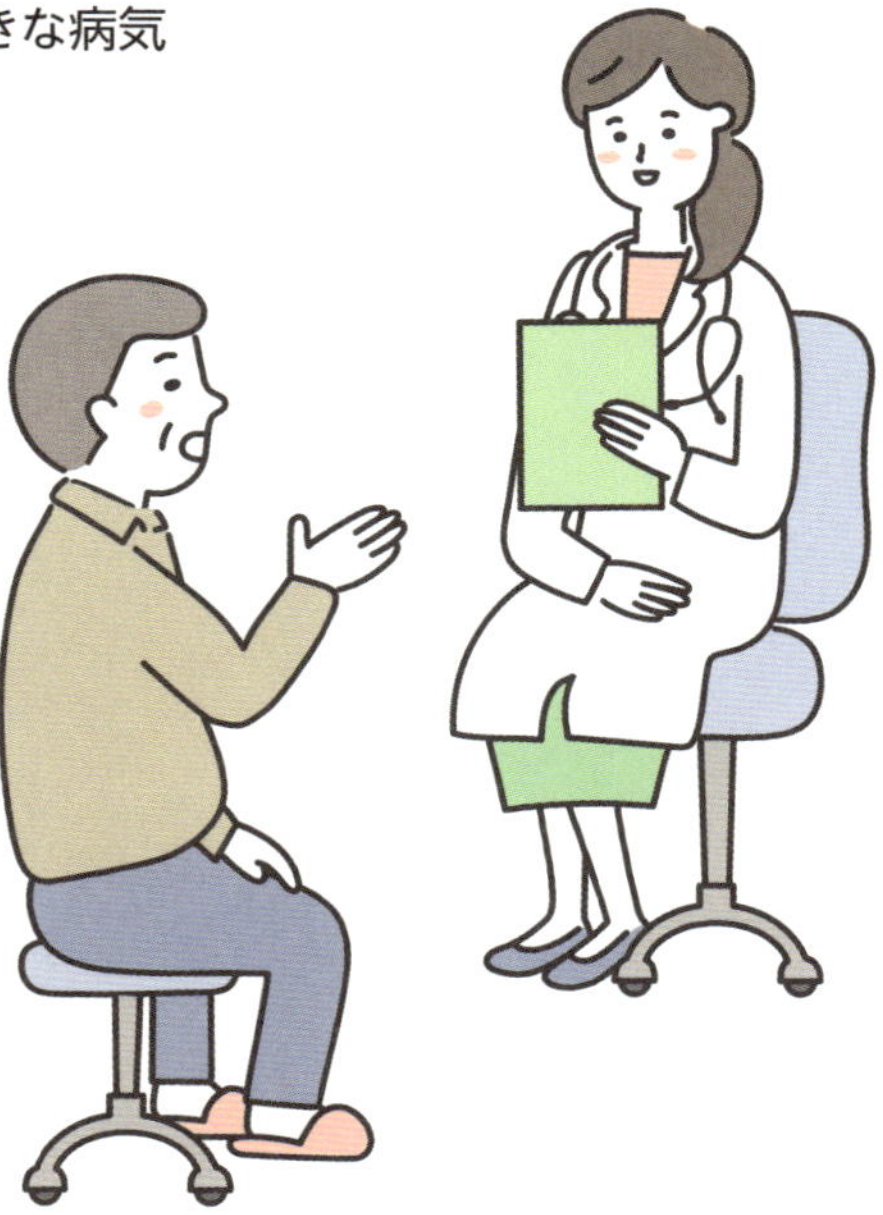

もっとも重要な心電図検査

不整脈の診断において、心電図検査はもっとも重要です。心臓を動かす電気信号をとらえ、P波、QRS波、T波などと呼ばれる波形にあらわします。

心電図検査は通常、検査台に仰向けに寝た姿勢で、胸、手首、足首などにクリップ状の電極をつけて行います。健康診断などでもよく行われます。

なかでも12誘導心電図検査は、四肢の4ヵ所と胸部の6ヵ所の計10個の電極を用い、12の視点（誘導）からより詳細な波形を確認するもっとも基本的な検査で、心疾患のスクリーニングには非常に有用です。心房細動が持続しているようなケースでは、この検査で簡単に診断がつきます。しかし、短時間の心電図検査では、検査中に不整脈が出現しないことも多いです。

そのため、短時間で行われる心電図検査に対して、長時間生活しながら心電図データを記録するホルター心電図検査（携帯型長時間心電図）を行うことがあります。この検査では、小型の記録装置を24時間腰などに装着し、胸に5つの電極を貼り、いつもどおりの生活を送ることで、長時間にわたって心電図を記録でき、不整脈の発生時の心電図をとらえやすくなり、また日内の変動をみることもできるため、診断に役立ちます。

症状を誘発させるため、あえて運動しながら、心臓に負荷をかけて行う運動負荷心電図検査（ストレステスト）もあります。ウォーキングマシーンのようなトレッドミル型、自転車のペダルを漕ぐような運動を行うエルゴメーター型などがあります。足腰のしっかりした人であれば、踏み台を上り下りして心電図をとるマスター法という方法もあります。

そのほか、リスクが高い患者さんでは、手術で心電図記録計（ICM）を体内に植え込んで、脈拍の乱れを自動で検知し、長期間の記録をとったり、原因を突き止めるために役立てることもあります。

心電図検査で電気信号をとらえる

心臓の電気信号をとらえ波形に描出する心電図検査は不整脈の診断には欠かせない。目的に応じていろいろな種類を使い分ける

12誘導心電図検査

四肢と胸部に計10個の電極を装着し、12の視点（誘導）から心電図を見る

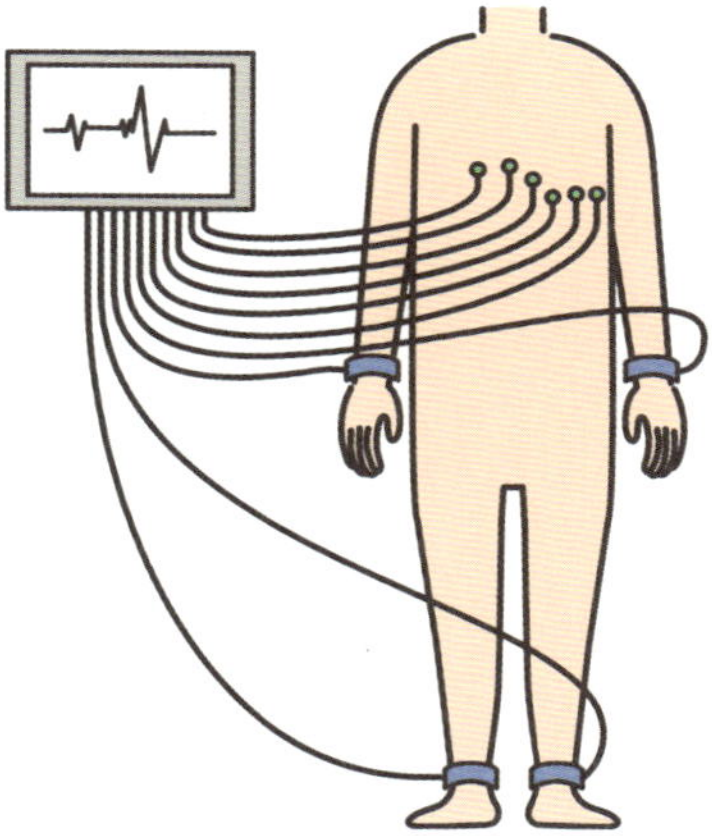

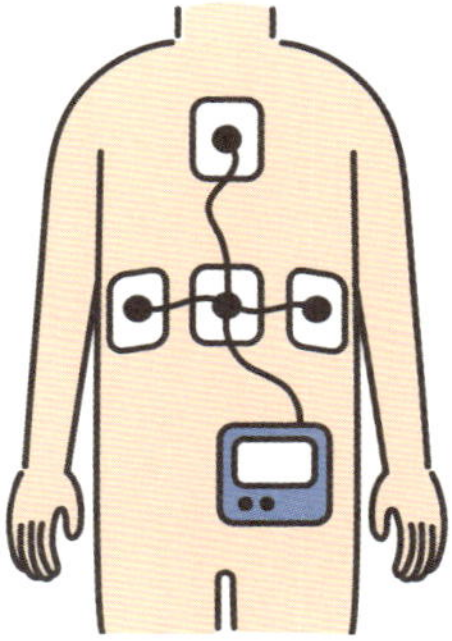

ホルター心電図

小型の記録装置を腰に24時間つけ、胸に5つの電極を貼り、いつもどおりの生活を送りながら心電図を記録する

運動負荷心電図検査

運動するなどしながら、あえて心臓に負荷をかけ症状を誘発させる

トレッドミル型

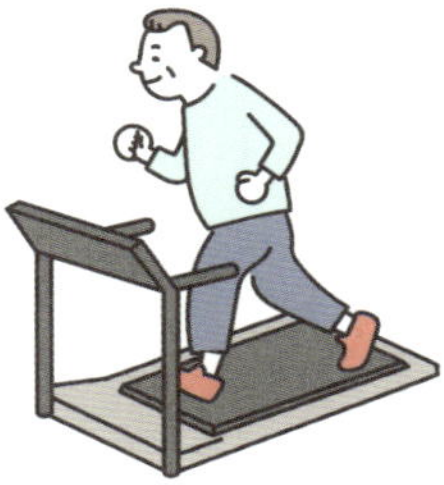

エルゴメーター型

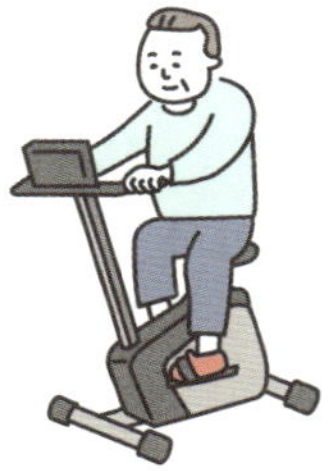

マスター法

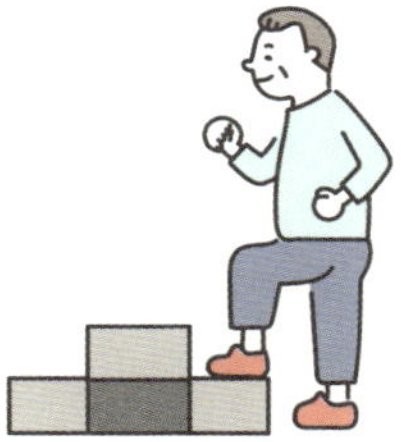

踏み台を昇降する

心電図の波形と見方

心電図は、心臓の電気的活動を記録し、波形として表示されます。この波形には、P波、QRS波、T波などの主要な波形が含まれ、それぞれが心臓の異なる部分の活動を示しています。基本的に心電図の波形は、大きく三つの波を描きます。心臓の拍動一回分が三つの波でワンセットです。

P波は洞結節で発生した電気刺激を受けた心房の収縮を表し、最初にあらわれる小さな丸い波です。

次にあらわれるQRS波は、房室結節からヒス束、左右の脚へ伝わる電気刺激による心室の収縮を示し、最も大きな波です。Q波（小さな下降波）、R波（大きな上昇波）、S波（下降波）の3部分からなります。これらは心室が全身に血液を送り出す様子を示し、鋭い形をしています。

その後に来るT波は心室が収縮を終えて休むときの波で、QRS波に続く中程度の滑らかな波です。

基本的に左から右へ時間の経過を表していて、頻脈の場合、波と波の間隔は狭くなり、徐脈では間隔が広くなります。

異常が起きると心電図の波形はそれぞれ特徴的な形になります。たとえば心房細動では、P波が不規則または見えなくなり、心室頻拍ではQRS波が広く異常な形になります。ほかにも、P点とQ点の間隔が長くなっていることから、なんらかの原因により心房と心室の刺激伝導に時間がかかっていることなどの情報も読み取れます。

また、心電図の波以外の線を基線といい、通常まっすぐですが、細動が起きている状態では細かくふるえた線が描出されます。

心電図の波形とその特徴（規則性、形状、間隔）を理解することで、心臓の働きの異常や、それが起きている場所などを推測できます。

電気信号を波形として確認できる

正常な脈拍の心電図では、各波形が規則正しい順序と形で表示される

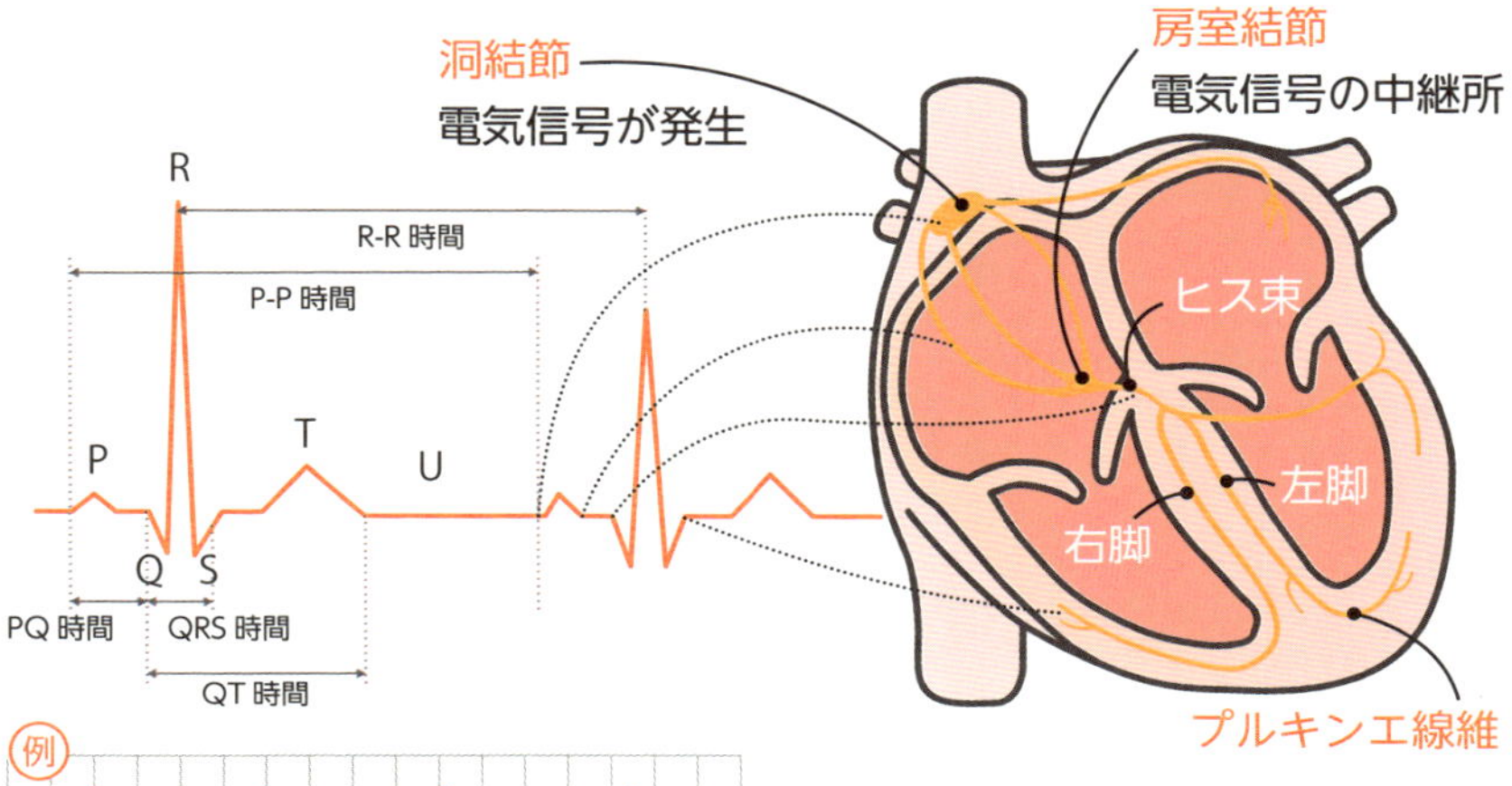

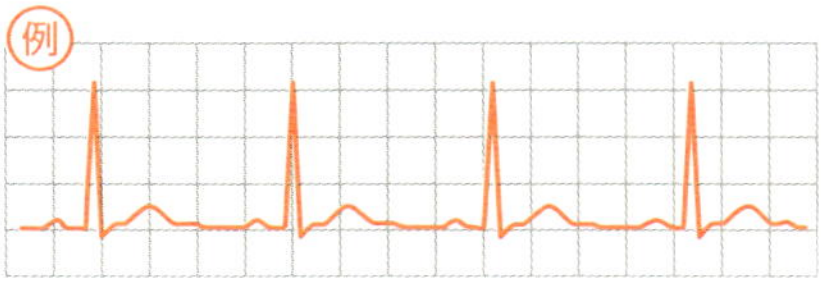

正常な心電図

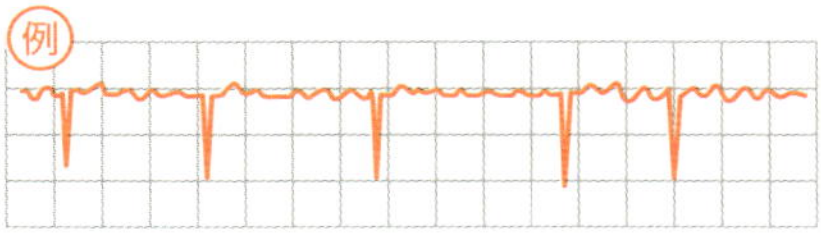

心房細動の場合

P波は目立たずふるえるような波形が続く

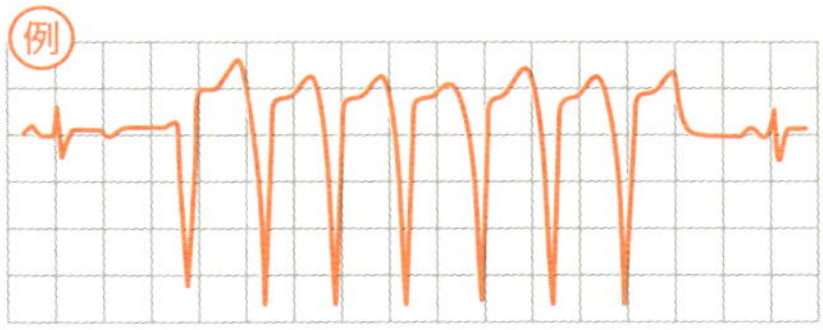

心室頻拍の場合

左側は正常な波形。続いて幅の広いQRS波形が毎分150拍で出現している。この例では７拍でおさまった

こんな風に見る

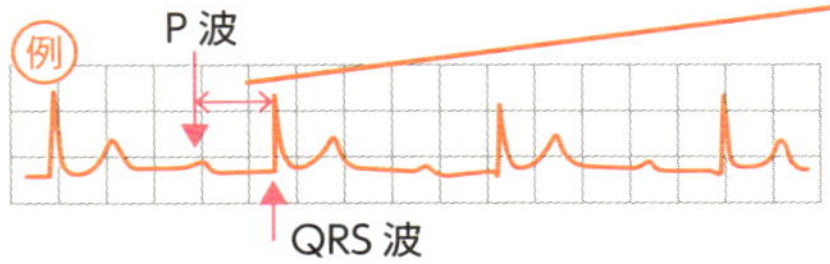

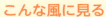

PとQの間隔が長い。心房と心室の伝導に時間がかかっている

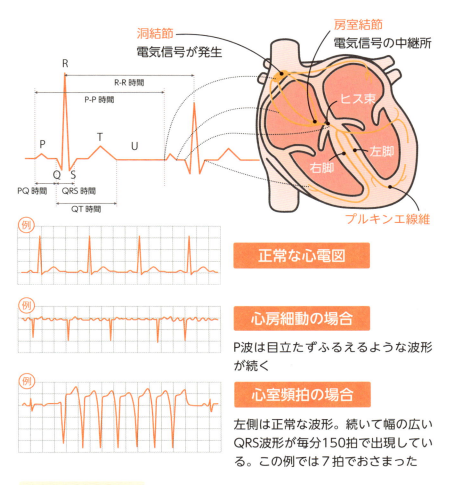

超音波を使う心エコー検査

エコー検査（超音波検査）は、胸部にプローブ（超音波を発信する探触子）を当て、超音波を体内に向けて発し、臓器に当たってはね返ってくる反射（エコー）を画像に映し出す検査です。プローブを当てる向きを変えることで、さまざまな角度から心臓を調べられます。心臓の大きさ、動き、心臓の筋肉や弁の状態、血液の流れなど心臓が正常に働いているかどうかを観察できます。

とくに心臓の様子を診るエコー検査を心エコー検査と呼びます。専門の医療機関では、心電図検査に加えて行うこともあります。

心エコー検査は患者さんの負担が少なく簡単に行えます。通常、心臓を胸壁から離すために、やや左側を向いて寝た姿勢（左《さ》側《そく》臥《が》位《い》）で行います。

場合によっては、肺の動きを制限してより詳細に心臓の様子を確認するために、検査中に数秒ほど呼吸を止めるように言われることもあります。

心エコー検査では心筋梗塞などの冠動脈の異常、心肥大、高血圧による心臓病、心臓弁膜症、心膜炎（心臓を包む膜の炎症）などの心臓の病気や異常がないかを視覚的にチェックすることができ、心臓の動いている様子も確認できます。

なお、検査で使用する超音波は人体に悪影響はありません。放射線を使用するエックス線検査と違って妊娠中でも行え、また、この検査により人工弁やペースメーカーの誤作動を招くこともありません。

また、通常の心エコー検査ほどは普及していませんが、場合によっては、口から小さなプローブを食道内に挿入して経食道エコー検査を行うこともあります。食道は心臓の後ろ側にあるため、通常の心エコー検査では見ることができない心臓の奥や下行大動脈を観察することができます。経食道エコー検査は麻酔処置や高い技術が必要となるため、受けられる施設は限られます。

心エコー検査

胸部のエコー検査（超音波検査）で、心臓の形や動きを視覚で確認できる

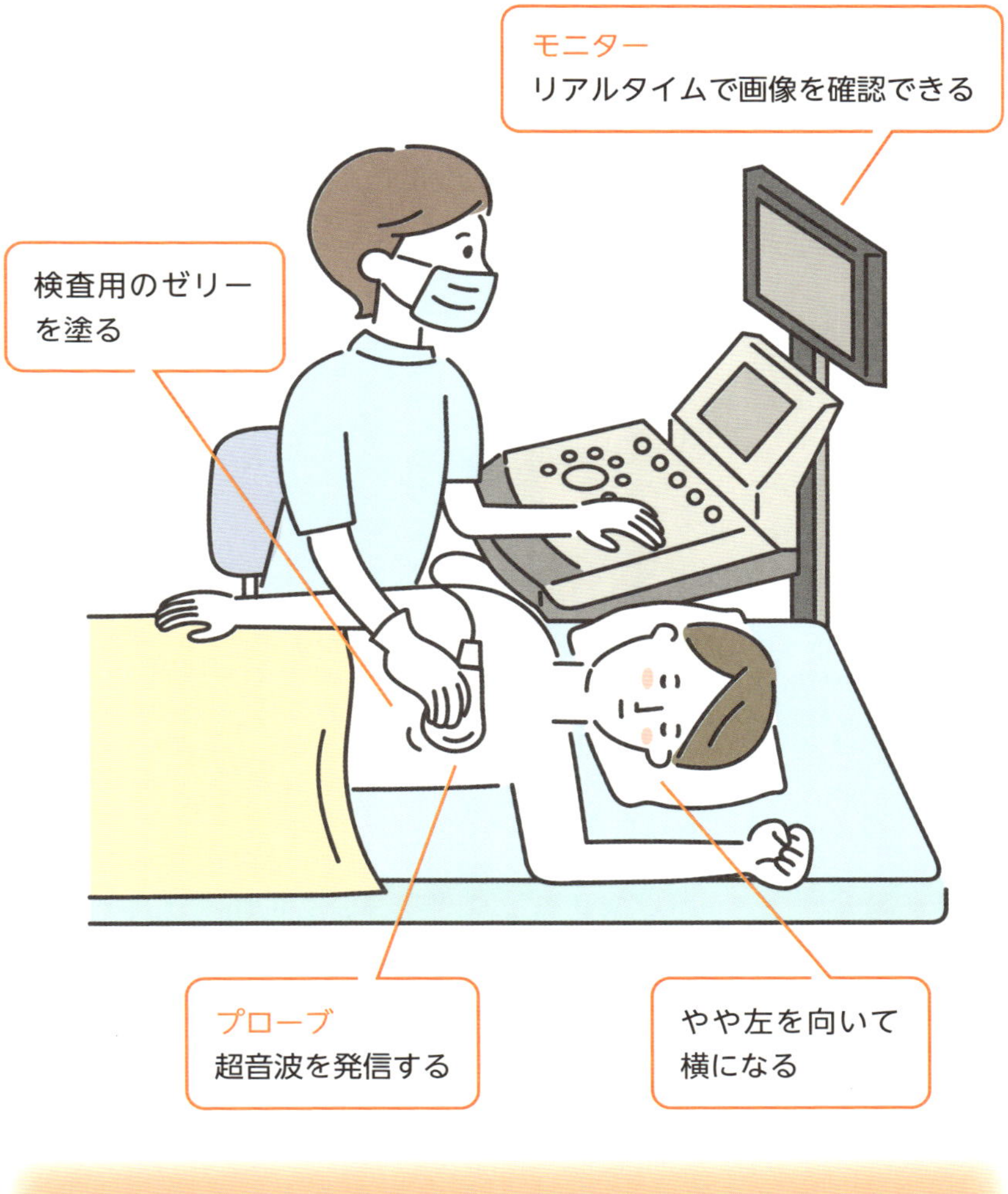
モニター
リアルタイムで画像を確認できる
検査用のゼリーを塗る
プローブ
超音波を発信する
やや左を向いて横になる

超音波は人体への悪影響もなく、痛みもない。心エコー検査は患者の負担が少ない検査

血液検査

不整脈の診断のために、採血による血液検査を行って次のようなことを調べることがあります。このほか基礎疾患を調べるため尿検査を行うこともあります。

●電解質検査

不整脈の原因として電解質バランスの異常がある場合があります。とくにカリウムやマグネシウムのレベルが低いと不整脈を引き起こす可能性があります。血液中の電解質濃度を測定することで、不整脈の原因を特定することができます。

●甲状腺関連検査

甲状腺機能に異常があると、興奮や過活動を招くホルモンの働きで不整脈が引き起こされることがあります。甲状腺ホルモンの検査（TSH、T3、T4など）を行うことで、甲状腺機能亢進症や甲状腺機能低下症などの甲状腺関連の問題を特定できます。

●炎症マーカーの検査

心筋炎や心筋梗塞などの心臓関連の炎症や病気が不整脈を引き起こす可能性があります。血液中の炎症マーカー（CRP、CK-MBなど）のレベルを測定することで、これらの状態を診断することができます。

●貧血検査

貧血があると酸素の供給不足が起こり、心臓の負担を増加させる可能性があります。血液中のヘモグロビンやヘマトクリットのレベルを測定することで、貧血の有無や程度を確認します。

そのほか、必要に応じて遺伝子検査を行うこともあります。

血液検査を行うことで肝臓や腎臓などの機能も調べられるため、治療に使用する薬の調整などにも役立ちます。治療開始後も副作用が起きていないかなどをチェックするために定期的に行われます。

血液検査で心臓やほかの臓器の状態も調べる

血液検査で血液の成分を調べることで、不整脈の起きている原因を調べることができる

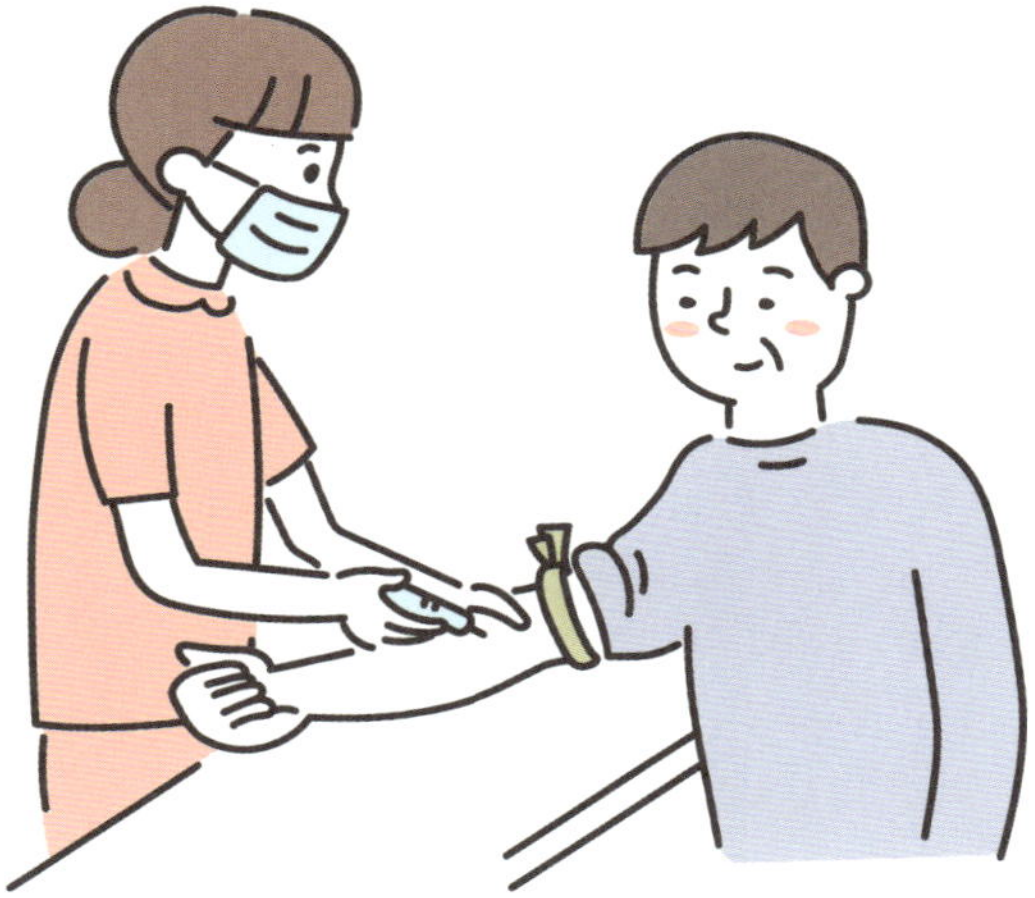

電解質検査

カリウムやマグネシウムなど電解質バランスの異常を調べる

甲状腺関連検査

TSH、T3、T4の値により甲状腺機能の異常を調べる

炎症マーカー

体内で炎症が起きているとCRP、CK-MBなど炎症マーカーのレベルが高まる

貧血検査

ヘモグロビン濃度やヘマトクリット値が低いと貧血が疑われる

BNPホルモン

BNPホルモンは心臓の負担やストレスが増加すると放出されるため、この値により心臓への負担を調べる

そのほか、遺伝子検査を行ったり、内臓機能を調べたりすることもある

●BNP (Brain Natriuretic Peptide)

血液検査ではＢＮＰというホルモンも調べることがあります。これは、心臓の負担やストレスが増加すると放出されるホルモンです。

ＢＮＰを測定することで、心不全の有無や心臓にかかっている負担を評価できます。心不全が起きたり心臓の負担が増加すると、心臓からのＢＮＰの分泌量が増えるため、血中のＢＮＰレベルが上昇します。検査を行ってＢＮＰが４００以上の場合は、不整脈が心不全や心臓の負担増加によって引き起こされている可能性が高いと考えられます。

なお、ＢＮＰの上昇は不整脈だけでなく、ほかの心臓疾患や一般的な疾患にも関連している場合があります。

そのほかの検査と併せて、不整脈のあらわれ方、異常の発生している部位を調べることで不整脈のタイプを分類していきます。

発生源を突き止める電気生理学的検査

電気生理学的検査（ＥＰＳ）は、心臓の中の電気的興奮に関する精密検査です。電気の流れが正常かどうか、異常な興奮がないか、また不整脈の発生源はどこかを調べます。通常はカテーテルアブレーションなどの治療の際に、原因部位をより詳細に確認するために行われることが多いです。

通常、足の付け根の鼠径部から、静脈内に細い管（カテーテル）を入れて心臓まで到達させ、心臓の内側から心電図をとったり、カテーテルから意図的に電気刺激を加えて反応を見たりする検査で、実施する際は入院が必要です。

カテーテルを挿入する際は麻酔を使用するため、挿入部の痛みはありません。ただし、検査のために電気刺激を加えたときに動悸や脈拍の異常など不快な感覚が生じる可能性があります。検査を行うことによる健康上のリスクはありません。

電気生理学的検査（EPS）

電気生理学的検査（Electrophysiological study:EPS）は、より詳細な情報を得るために、鼠径部からカテーテルを挿入し、心臓の内側から心電図をとる

電気生理学的検査

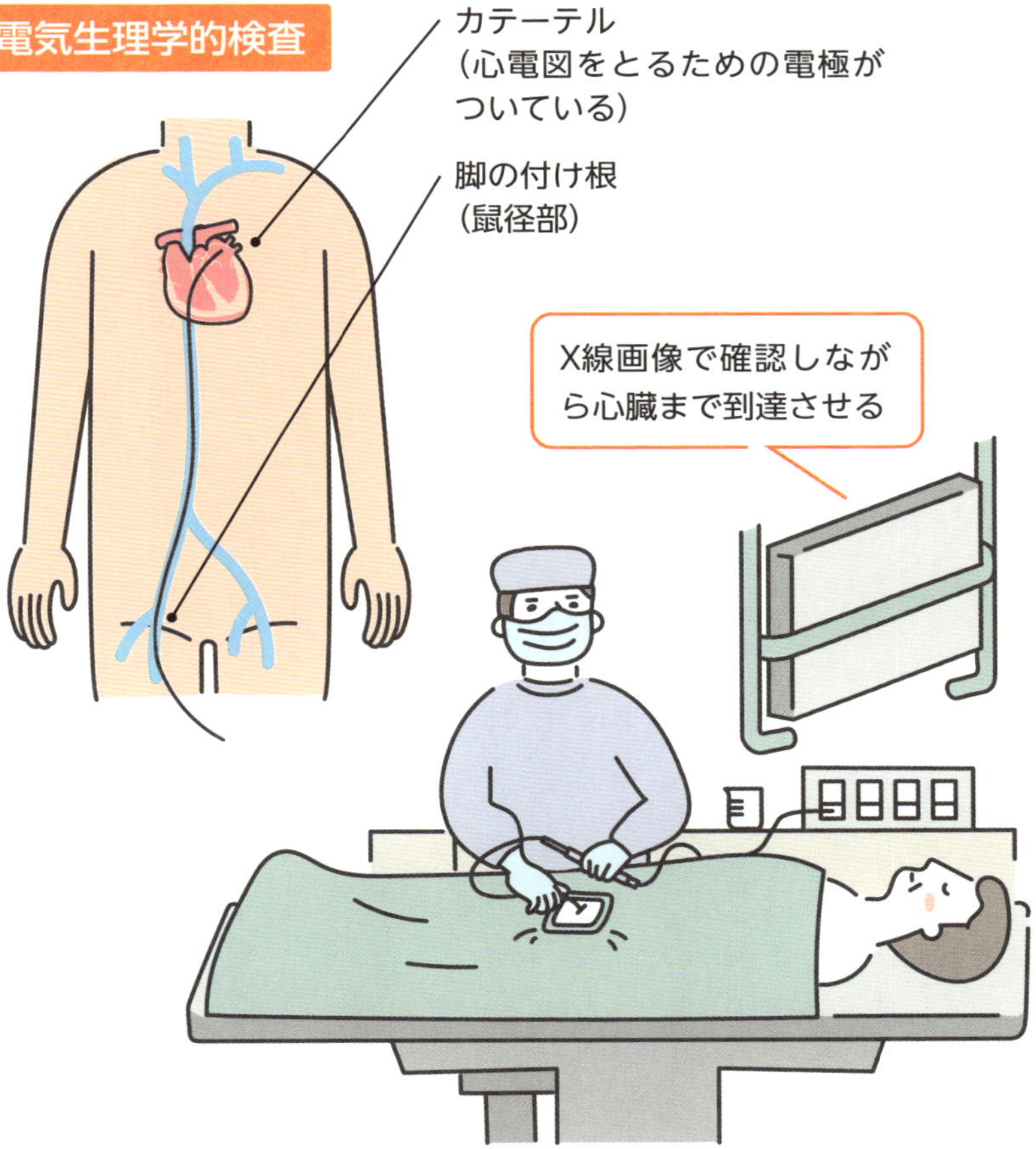

電気生理学的検査（EPS）は、基本的にカテーテルアブレーションやペースメーカーの植込みなどの治療とセットで行われる

そのほかの検査

不整脈の診断では、これまでに紹介してきたような検査のほか、症状に応じてそのほかの検査も組み合わせて行うことがあります。

失神の症状がある人に行うヘッドアップティルト試験や、心臓や血管をより詳細な画像で調べるための心臓CT検査、心臓MRI検査などです。

●ヘッドアップティルト試験

ヘッドアップティルト試験は、失神発作の原因を調べる検査です。まず専用のベッドで横たわった状態になり、その後60〜80度ほどの傾斜にベッドを立て、寄りかかるような姿勢で体を起こし、血圧や心電図の変化を見ます。

このとき通常は、上半身や脳へ血流を増やす必要が生じるため心拍や血圧が高くなるように自動で調節されますが、自律神経や心臓の機能に異常があるとこれが行われず、めまいや失神が起きてしまいます。

●心臓CT検査・心臓MRI検査

CT（コンピュータ断層撮影）検査、MRI（核磁気共鳴画像）検査はいろいろな病気の診断や健康診断でも行われますが、不整脈の診断でも役立ちます。

心臓CT検査はX線などの放射線を使ってからだの断面を撮影し、コンピュータ処理で立体的な画像として確認することができます。

カテーテル挿入する検査に比べて侵襲が少ない検査です。放射線を使うため妊娠中の人には使用できません。また、造影剤を多く使用するため、気管支ぜんそく、腎機能低下で造影剤アレルギーのある人も使用できません。

MRI検査は放射線、造影剤、カテーテルを使用しないので患者の負担が少なくて済みます。体に植込み型デバイスなど金属を入れている場合は、機種によっては使用できないこともあります。

そのほかの検査

必要に応じていろいろな検査を組み合わせる

ヘッドアップティルト試験

横になった状態から体を起こし、心電図や血圧の変化を見る

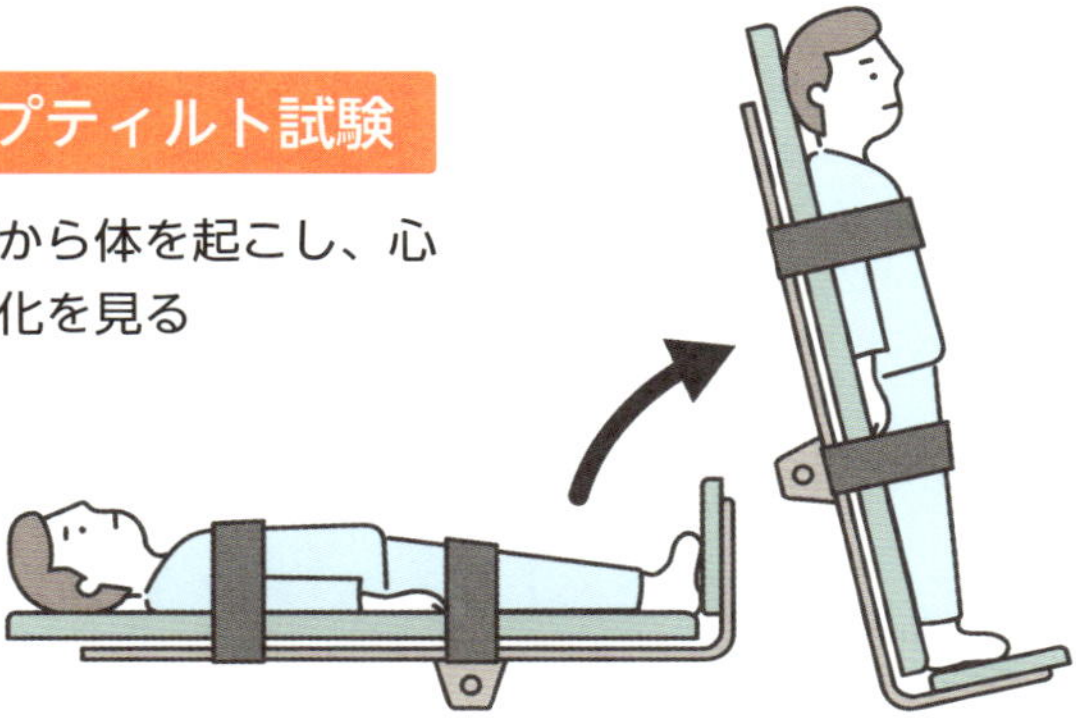

心臓CT検査と心臓MRI検査

電気生理学的検査のようにカテーテルを挿入することなく、詳細な検査画像を得られる

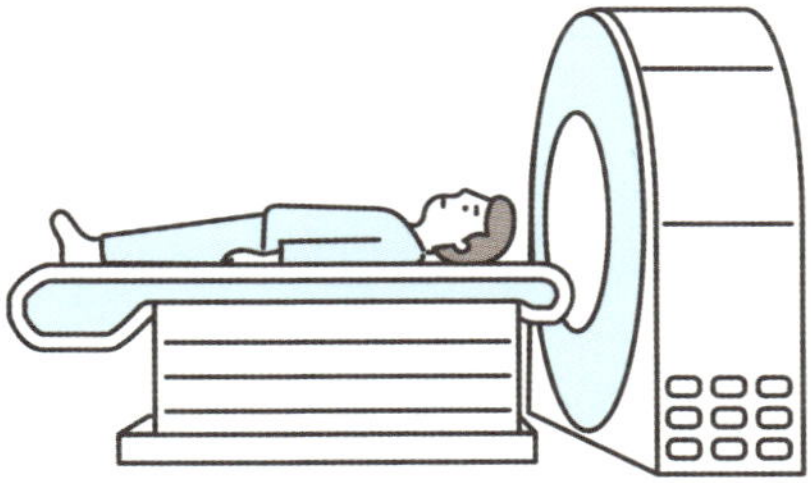

CT X線照射の方法は撮影方法によって異なる

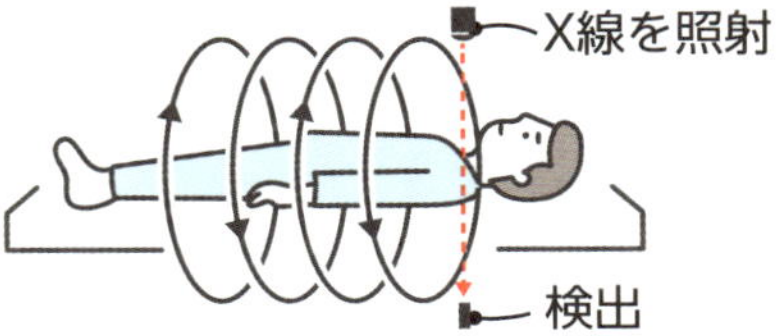

CT検査のメリット
体内に金属があっても受けられる

MRI 磁力を利用する。音が大きいためヘッドホンや耳栓を装着することもある

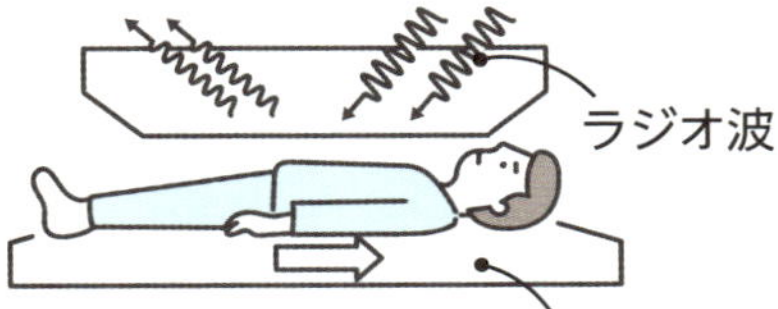

MRI検査のメリット
放射線被ばくがない

似ているように見えるが、まったく異なる技術を使った検査

どんなリスクがあるかを評価

脳梗塞になる危険度を表す評価スコア

心房細動では血栓が作られやすいことから、脳梗塞のリスクが高いことがわかっています。

脳梗塞の危険度を評価する方法としては、CHADS2スコアが使用されてきました。

脳梗塞の危険性を高める各因子の頭文字を並べたもので、脳梗塞の発生リスクを評価する方法としては、前4つの因子を有した場合は各1点を、脳梗塞／一過性脳虚血発作をきたした場合は2点と計算します。

これにより専門医でなくても薬物で血栓を予防する抗凝固療法の導入を検討する目安となり、役立てられてきました。

その後、補完的にさらに評価項目を増やしたCHA2DS2-VAScスコアも提唱されました。

最近では、国内で蓄積された研究データによる危険因子と一致させたHELT-E2S2スコアが推奨されるようになり、日本循環器学会の「不整脈非薬物治療ガイドライン（2024年版）」でも紹介されています。日本人特有のリスク因子（低体重や高齢者が多いことなど）を考慮している点が特徴です。

いずれもどれかに該当する場合はもちろん、多数該当する場合では、さらに脳梗塞の発生リスクが高くなることがわかっています。

HELT-E2S2スコアでは、合計点数が0点の場合、1年間の脳梗塞発症率は0・57%と低率ですが、4点以上になると3・96%以上と高リスクになります。

今後はHELT-E2S2スコアが、心房細動における脳梗塞リスクの評価で中心的な役割を担うようになると見られています。

血栓ができやすいリスクを評価する

心房細動は脳梗塞リスクが高いうえ、そのほかの因子に該当する人はさらに危険度が増す。統一の基準で危険度を評価して治療法選択に役立てる

CHADS2 スコア

C	Congestive heart failure	心不全	1点
H	Hypertension	高血圧	1点
A	Age	75歳以上の高齢	1点
D	Diabetes mellitus	糖尿病	1点
S2	Stroke/TIA	過去の脳梗塞や一過性脳虚血発作の病歴	2点

従来CHADS2スコアが広く使用されてきたが、国内のデータによる脳梗塞の独立した危険因子をより反映させたものとしてHELT-E2S2スコアが提唱されている。

HELT-E2S2 スコア

H	Hypertension	高血圧	1点
E	Elderly	75歳～84歳	1点
L	Low body weight	BMI 18.5未満	1点
T	Type of AF	持続性または永続性心房細動	1点
E2	Extreme elderly	85歳以上の高齢	2点
S2	Previous Stroke	脳梗塞の既往	2点

これらの項目に多く該当する人は、より慎重な治療法選択が必要

※EとE2ではどちらかしか加算しないため最大7点となる。2がつく項目は2点、それ以外は1点で計算。合計点数によって脳梗塞のリスクを層別化する

出血の危険度を評価する HAS-BLEDスコア

脳梗塞リスク評価と並んで行われる不整脈のリスク評価に、HAS-BLEDがあります。

これは、心房細動で抗凝固薬を服用している人の、1年間の大出血のリスクを評価するものです。

心房細動では血栓ができやすくなります。その予防のため、血栓を作りにくくするために抗凝固薬を使っていると、その副作用として出血が止まりにくかったり、出血しやすいことがあります。血が固まりにくいため、けがをしたときに血が止まりにくいのはもちろん、内出血によるあざができやすい、歯茎などから出血しやすい、鼻血などが止まりにくいなどの症状があります。重い場合は消化管や肺、脳、眼底などから出血が起こりやすくなります。

脳梗塞リスクと並んで出血リスクの評価も標準化できると、抗凝固療法などの治療の安全性も確保されやすくなります。

HAS-BLEDスコアで出血の危険度を点数化します。その点数により出血危険度がわかります。

このHAS-BLEDの評価項目と、CHADS2スコアの評価項目を比較すると、3つ（高血圧、脳卒中既往、年齢）の項目が重なっており、心房細動患者の多くが出血リスクを併せもつという点が問題となります。

その結果、出血のリスクが高いと判断される場合は、抗凝固薬のなかでもよく使用されるワルファリンなどに比較して、よりリスクが低いとされる別の薬を使用したり、抗凝固薬の使用に関し、より慎重になるなどが求められます。

HAS-BLEDスコアは、2010年に、ユーロ心臓調査の3,978人のデータを使用して開発されました。抗凝固療法を受けている患者における、大出血リスクの予測スコアのひとつで、心房細動患者に抗凝固療法を行う際の判断に使用されています。

大出血のリスクを評価する

抗凝固薬を使用していると出血しやすく、また止血しにくくなる。さらに下記の因子に該当する人は危険度が高くなるため注意が必要

HAS-BLED スコア

H	**H**ypertension	高血圧 収縮期血圧 > 160mmHg	1点
A	**A**bnormal renal /liver function	腎障害※1 / 肝障害※2	各1点
S	**S**troke	脳卒中	1点
B	**B**leeding	出血	1点
L	**L**abile INRs	不安定なINR※3	1点
E	**E**lderly	66歳以上	1点
D	**D**rugs or alcohol	薬(抗血小板薬や消炎鎮痛薬)の併用およびアルコール依存症	各1点

※1 腎機能障害（慢性透析、腎移植、血清クレアチニン200μmol/L［2.26mg/dL］）

※2 肝機能障害（慢性肝障害［肝硬変など］または検査値異常［ビリルビン値>正常上限×2倍、AST/ALT/ALP>正常上限×3倍）

※3 血液が固まるまでに時間がかかり固まりにくい

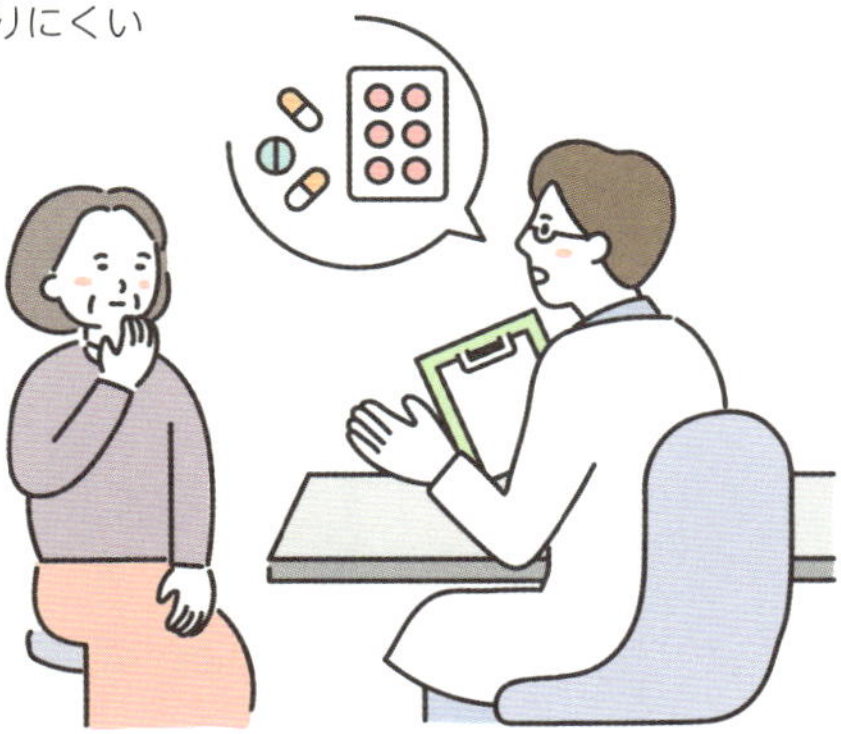

こんな診断を受けたら

期外収縮といわれたら

不整脈の中でもっともよく見られるのが期外収縮です。これは心臓の発電所である洞結節とは別の場所から、やや早いタイミングで心臓に電気が流れる現象です。期外収縮のとき、心臓では正常よりやや早いタイミングで収縮（拍動）が起き、リズムがずれてしまいます。そのため脈拍を検知できません。

期外収縮は上室性と心室性があり、誰でも1日に数十発は出ていて、病気に関連して起こることもありますが、多くは病気とは関係なく、年齢や体質的な理由で出現します。

ただ、心室性期外収縮の一部は心筋梗塞や心筋症が原因で起きている場合があり、そのため危険な不整脈に移行することがあります。

期外収縮があるといわれたら、原因の病気がないか、また期外収縮から危険な不整脈に移行する可能性がないかを一度は調べてもらったほうがよいでしょう。

症状がある場合は抗不整脈薬や安定剤を服用します。症状がない場合でも、不整脈の原因となる疾患があって、しかも危険な不整脈に移行する可能性があれば、抗不整脈薬が必要になります。一方、症状のない心房性期外収縮（上室性期外収縮）のほとんどは治療の必要がありません。

原因となる心臓病がなくて、症状もない場合は日常生活で特別な制限をすることはありませんが、運動や飲酒時、または何もしていない時に、動悸や意識が遠くなるような症状が出た場合は注意が必要です。激しい運動も避けた方がよいでしょう。

一般に精神的ストレスや睡眠不足、疲労は期外収縮を悪化させます。規則正しい生活を心がけるようにしましょう。

上室性期外収縮と心室性期外収縮

期外収縮はよく見られる不整脈。心配のいらないものも多いが、頻繁に起きる場合は検査を受けたほうがよい

上室性期外収縮

通常より速いタイミングで収縮が起きる

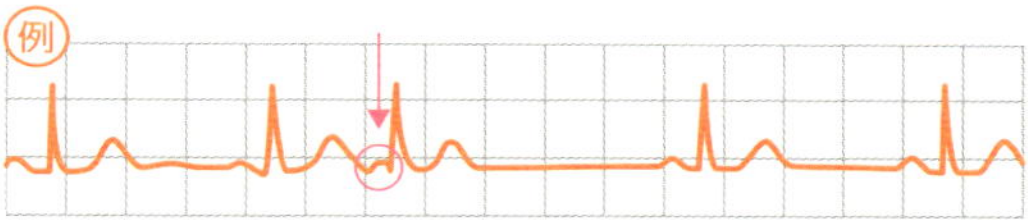

心房から異常な電気信号が発生する「心房性期外収縮」と、房室結節やヒス束から異常な電気信号が発生する「房室結合部性（結節性）期外収縮」がある

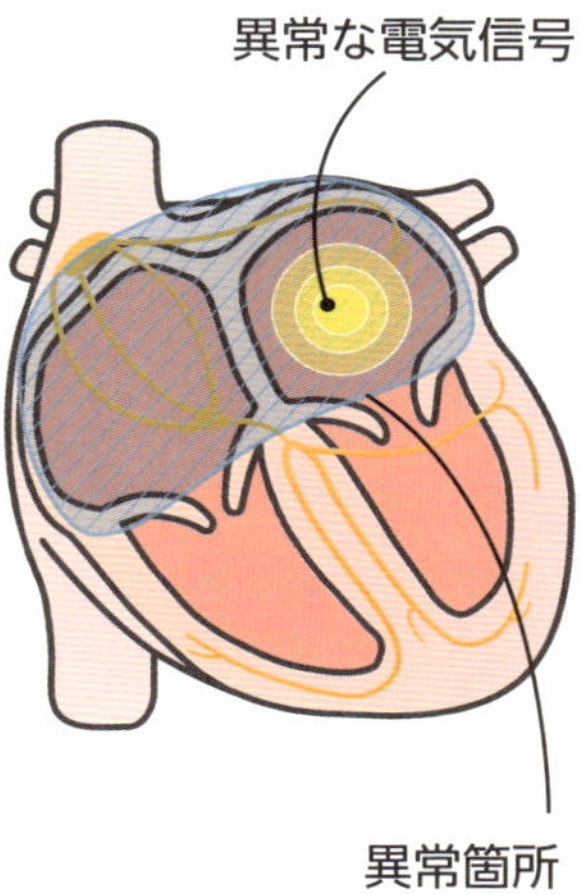

心室性期外収縮

心房より先に心室が収縮する

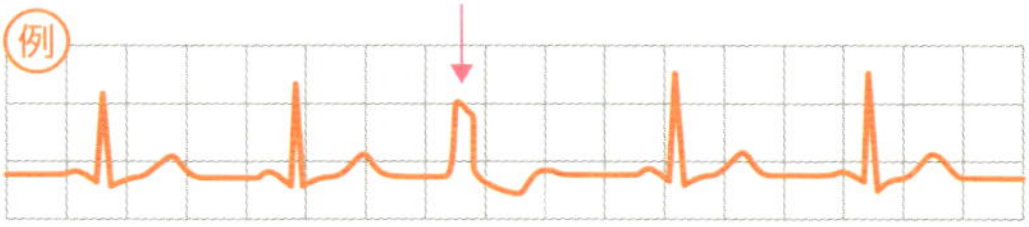

洞結節からの正常な信号（刺激）よりも先に心室が収縮してしまう

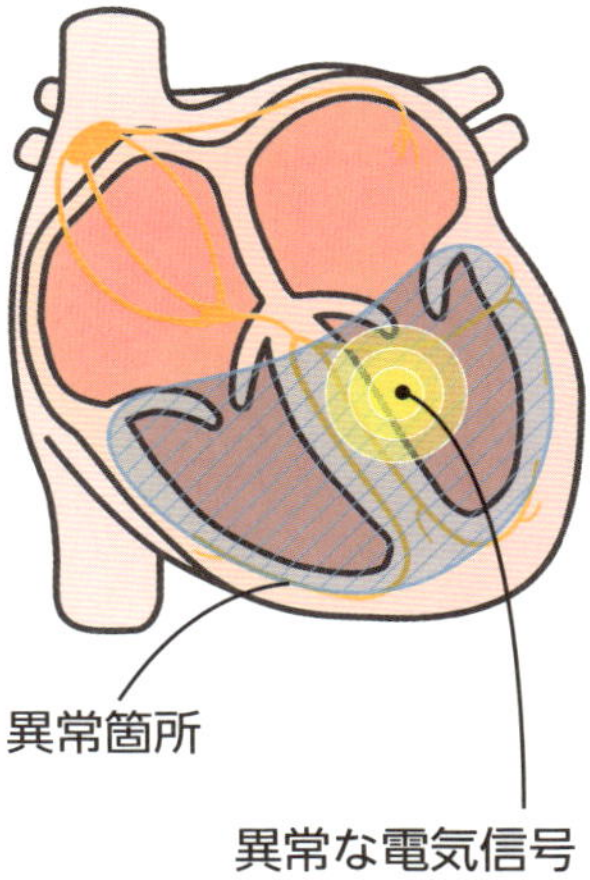

ほとんどは治療の必要がないが、なかには心室頻拍や心室細動を引き起こすものもあるので、検査を受けることが大切

洞（機能）不全症候群といわれたら

これは洞結節の異常によって、心臓のなかで電気が作られなくなる病気です。

原因ははっきりしないことが多く、加齢によって洞結節や心房の機能が低下することが関わっているとみられています。また、服用している薬の影響で起こることもあります。なお、スポーツをする人などで普段から脈が遅い場合は問題ありません。

洞で電気信号が起こらないために、脈が遅くなるか、またはときどき数秒間、心臓が止まるようになります。

洞不全症候群では、徐脈と同時に頻脈も出てくることがあります。この場合、頻脈が停止したときに、心臓が止まりやすくなり、ふらつきや失神が起こります。一般に、1～2秒以上心臓が停止するとふらつきが起こり、3秒以上停止すると失神する可能性があります。

洞不全症候群が起きたとしても、心臓が止まってそのまま死んでしまうことはほとんどなく、多くの場合、自動的に心臓が動き出し意識を取り戻します。しかし、失神時に転倒してけがをしたり、事故にあったりする危険性があります。

また、脈の遅い状態が長く続くと、心臓の機能が低下して心不全になることがあります。

医師に、洞不全症候群といわれたら、検査を受けて原因を確かめ、治療可能な場合は治療を行ったほうがよいでしょう。

まず、薬剤によって洞不全が生じているケースでは、薬剤の中止や変更などの調整を行って改善を図ります。

徐脈が起きることによって、ふらつきや失神などが心配される場合は、ペースメーカーの植込み手術が必要となります。症状がなくても、4秒以上の心停止が見つかった場合はペースメーカーを植込むことがあります。

洞（機能）不全症候群

発電所の役割をもつ洞で電気信号が起きなくなってしまう。徐脈による失神に注意が必要

洞不全症候群

電気信号の伝導が遅くなったり、途絶えたりする不整脈

「洞性徐脈」
洞結節から正常に電気信号が出ているものの脈拍が遅い

「洞停止」
洞結節からの電気信号が突然出なくなる

「洞房ブロック」
洞結節と心房のあいだで信号が伝わらなくなる

「徐脈頻脈症候群」
洞結節の機能低下に加えて上室性の頻拍が起こる特殊な不整脈

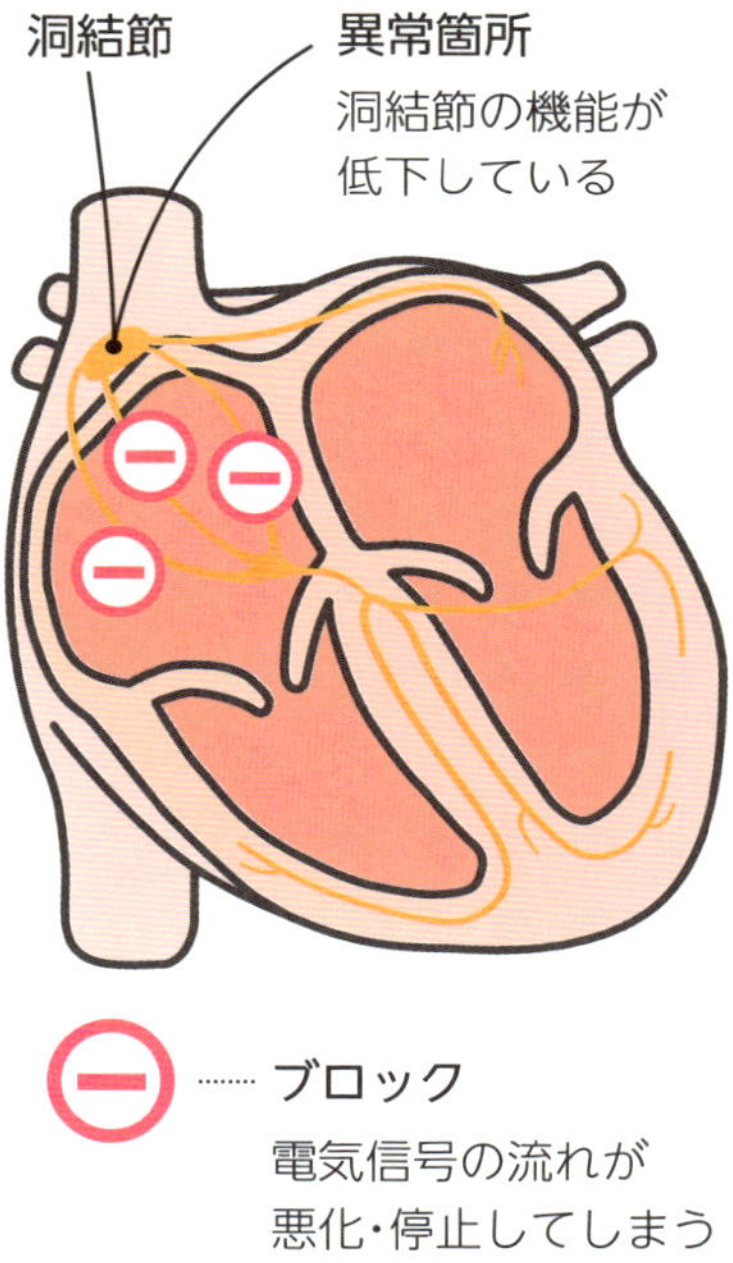

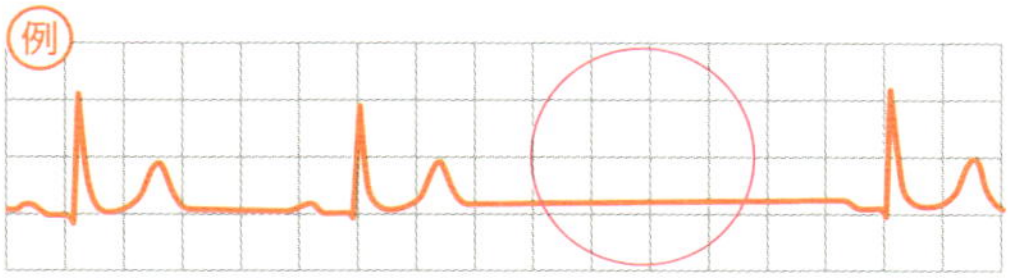

洞結節から心房筋への刺激が1回ブロックされ、ちょうど1拍分心房と心室の収縮が抜けている

房室ブロックといわれたら

房室ブロックは、心房と心室の間で、電気信号を調節する変電所である房室結節が、なんらかの理由で機能低下し、信号がブロックされ、伝わりにくくなったり、あるいは完全に伝わらない状態です。

房室ブロックでは、主に徐脈が起こり、脈が遅くなったときにふらつきやめまい、失神、心不全などが起こります。

加齢による房室結節の変性による機能不全で起こることが多いですが、心筋梗塞や心筋症・心筋炎などで房室結節が障害されて出現することもあります。また、薬剤の副作用で起こることもあります。

房室ブロックは、重症度によりⅠ度、Ⅱ度、Ⅲ度（完全）に分けられます。

ふだんから運動をする人や若い人では、迷走神経という神経の機能が高いために、房室ブロック状態になることがあります。そういう場合では、たとえばⅠ度またはⅡ度のブロックが起こっても、無症状であれば心配はありません。

ただし、心筋梗塞や心筋症のような病気に合併してⅡ度～Ⅲ度の房室ブロックが起こった場合は、重度の徐脈やより長い心停止につながりかねないので注意が必要です。

房室ブロックは洞不全症候群と異なり、原因となる病気が隠れていることが多いので、より詳しく検査を行って原因を突き止める必要があります。

脈が遅いために失神やふらつき、息苦しいといった症状が出現することがあり、その場合は治療が必要となります。

機能が低下した房室結節を改善させる薬物は現在のところは存在せず、薬物治療で改善することはありません。

多くはペースメーカーの植込みが必要です。症状がなくても、Ⅲ度の房室ブロックがある人にはペースメーカーの植込みが勧められます。

房室ブロック

心房と心室の間にある房室結節の機能が低下し、信号がブロックされ、伝わりにくくなったり、あるいは完全に伝わらなくなる

房室ブロック

房室結節やヒス束周辺で信号が伝わりづらい、あるいは信号が途絶えてしまう不整脈

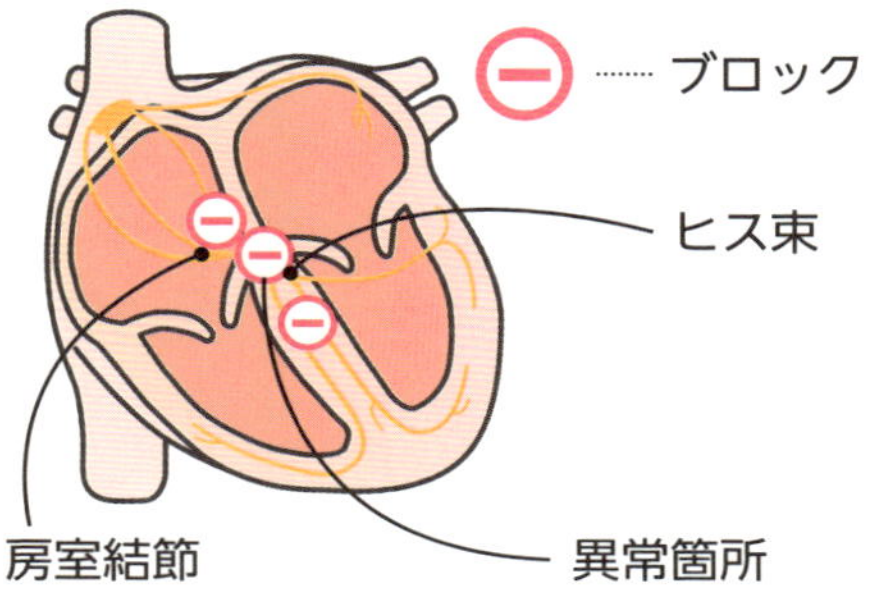

Ⅰ度房室ブロック

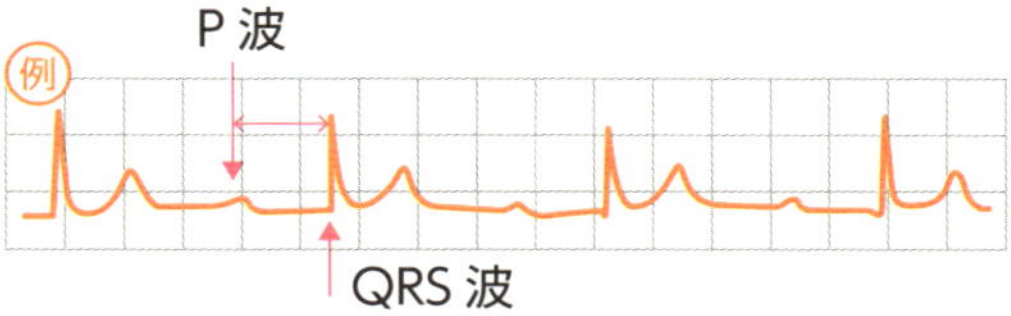

伝導は悪いが心室には1：1で興奮は伝わっている。症状はほとんどない

Ⅱ度房室ブロック

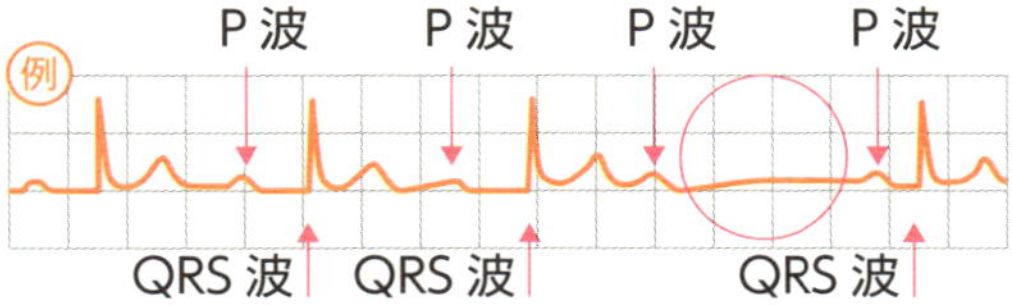

心室への興奮が時折途切れる。途切れる前に伝導時間の延長があるウェンケバッハ型と、突然途切れるモービッツⅡ型がある

Ⅲ度(完全)房室ブロック

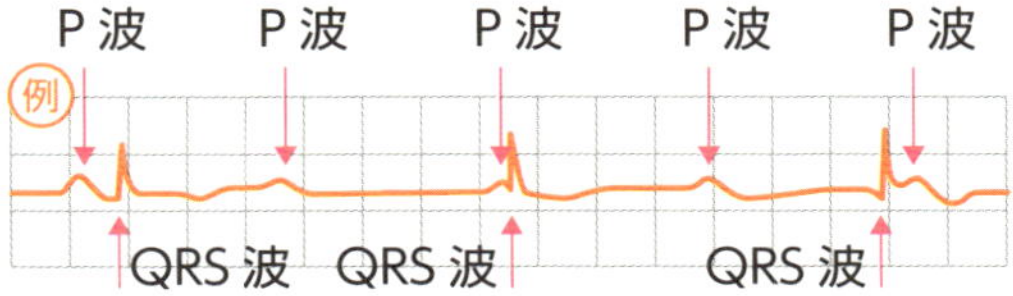

心室への興奮が完全に途切れている

重度の場合は、ペースメーカーの植込みが必要となることもある

右脚ブロックといわれたら

房室ブロックと同様に、心臓の刺激伝導系の障害ですが、左右の部屋に分かれている心室に電気を運ぶ脚のうち、心臓の右側を走る電線である右脚でブロックが起こるものが右脚ブロックです。

実は、右脚は電気の流れが悪くなりやすく、たいていの場合は心配いりません。

脚ブロックには、心電図のＱＲＳ時間が0・12秒以上ある完全ブロックと、それ未満の不完全ブロックがあります。これは心電図による分類で、完全ブロックが必ずしも完全な遮断を意味するわけではありません。とはいえ、完全ブロックの方が電気の流れがより悪くなっている状態といえます。

完全右脚ブロックの場合であっても、左側の電線である左脚から電気が流れてきますので、心臓が止まってしまうことはありません。

先天性の心臓病や心筋梗塞、心筋症という病気があると右脚ブロックが起こりやすい傾向があるといわれています。

しかし、右脚ブロックがあるからといって心臓病があるというわけではなく、右脚ブロックが確認された人のうち心臓病のある人は、その一部にすぎません。

右脚ブロックは通常は症状を伴いません。しかし運動して脈拍が上昇したとき（労作時）などに、一時的（一過性）に右脚ブロックになる人がいて、この際に胸部の違和感を訴える人もいます。

心電図で右脚ブロックが見つかったら、より詳細な心エコー検査や運動負荷検査、またはホルター心電図検査を行います。

右脚ブロックがあり、かつ家族に心臓病の人がいる場合、体を動かす仕事やスポーツをする場合は念のため専門医に相談します。1～2年に1回程度は心電図検査、または健康診断を受けるようにしましょう。

心臓には3本の脚がある

１～２本がブロックされても、ほかの脚が補うので心室が機能しなくなることはない。３本ともブロックされた状態はⅢ度房室ブロックと同じ状態

右脚ブロック

心室に電気信号を伝えるケーブルである脚のうち、右心室に伝える右脚で伝導異常が起こったものが右脚ブロック

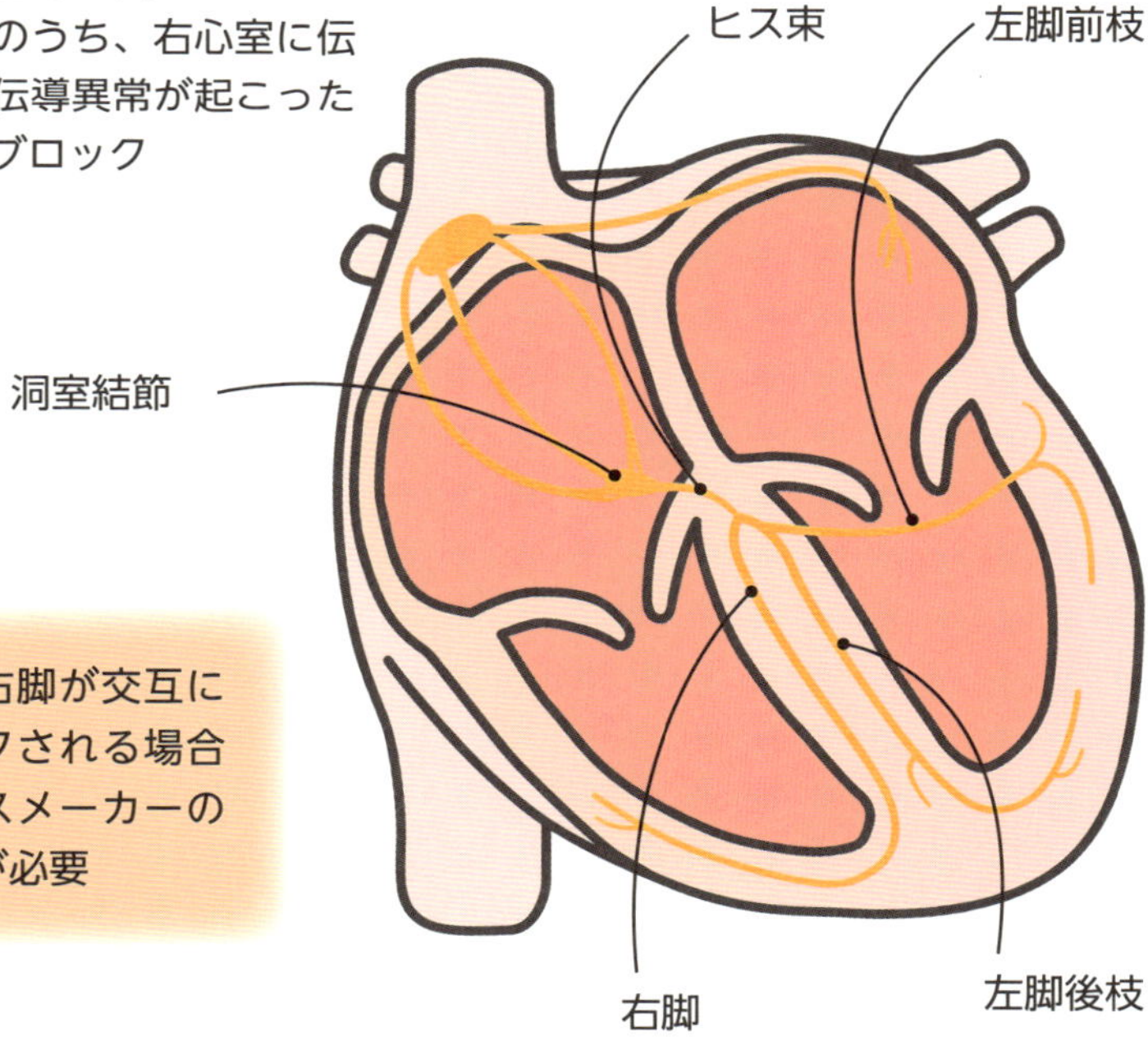

左脚と右脚が交互にブロックされる場合もペースメーカーの植込みが必要

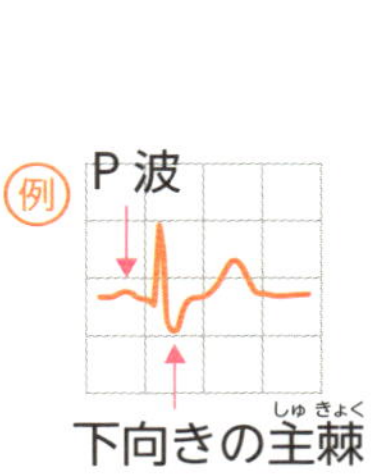

幅の広い波（主棘）が下向き

右脚は電気の流れが悪くなりやすい
検査しても原因がわからないことが多いが、心配のいらないものが多い

左脚ブロックといわれたら

左脚ブロックは、左心室に電気を送る左側の電線の流れが悪くなった状態です。

右脚ブロックの反対側で起こるものといえますが、少し注意が必要で、右脚ブロックと違って左脚ブロックは心臓病を伴う場合が多いとされています。具体的には、狭心症や心筋梗塞などの虚血性心疾患、拡張型や肥大型心筋症などの心筋症、高血圧性心疾患などです。

ですから、左脚ブロックが新規に確認された場合は、こうした病気が新たに起こったか、または以前から存在した症状が進行したという可能性を考える必要があります。

医療機関で左脚ブロックといわれたら、まず、なにかしら心臓病がないかをしっかり調べてもらいましょう。

病状によっては、緊急の処置が必要な場合もあります。とくに、左脚ブロックに胸痛を伴う場合は、冠動脈の血液循環がよくない虚血発作が疑われます。場合によっては緊急に心臓カテーテル手術などが必要となります。

とはいえ、そこまで緊急を要する事態はまれで、通常は心エコー検査などを行い、心臓や血管に異常がないかをしっかりチェックして、対処法を考えていきます。

左脚ブロックがあるといわれたら、まずは原因をしっかり検査し、病状が進行しないよう、治療を受け、定期的に経過観察を行うことが大切です。

左脚ブロックでは、労作時に症状が出ることがあります。体を動かす仕事やスポーツをする場合は、やはり念のため、事前に問題ないかどうか、またどの程度であればリスクが少ないかを医師と相談しましょう。

左脚ブロック

左心室に信号を伝える左脚でブロックが起きた場合は、高血圧や心筋梗塞、心筋症などの病気が存在する可能性があり、より注意が必要

左脚ブロック

左脚ブロックは心疾患が原因で起きている可能性がある

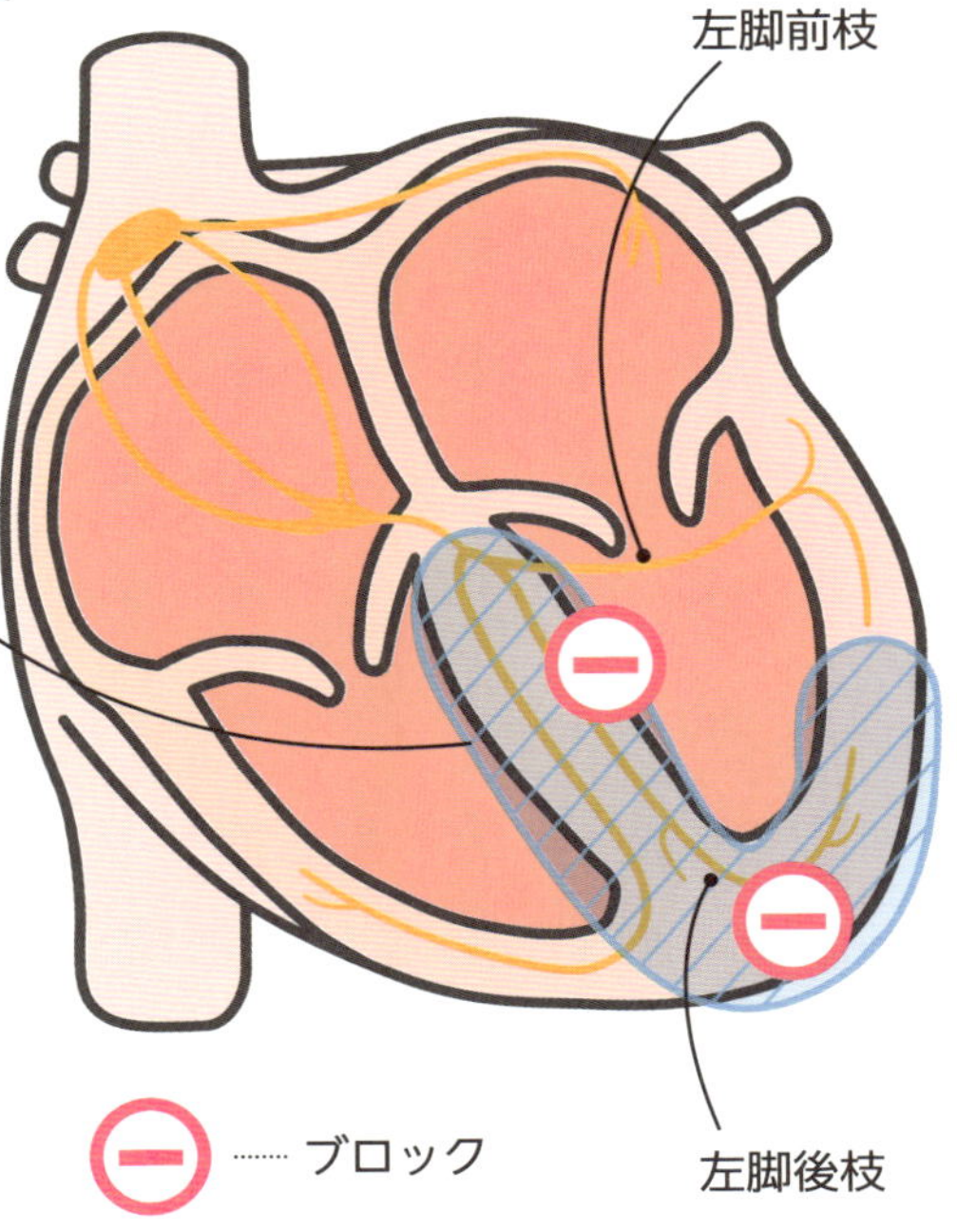

肺にのみ血液を送る役割の右心室と異なり、左心室は全身に血液を送るためパワーが必要

そのため左脚は前後2本ある

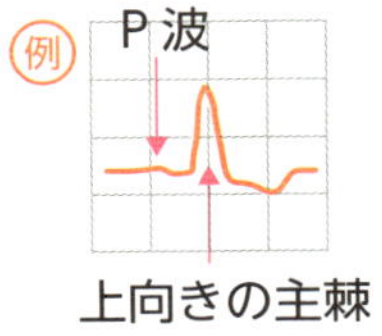

幅の広い波（主棘）が上向き

左脚ブロックに胸痛を伴う場合は緊急の治療が必要となることもある

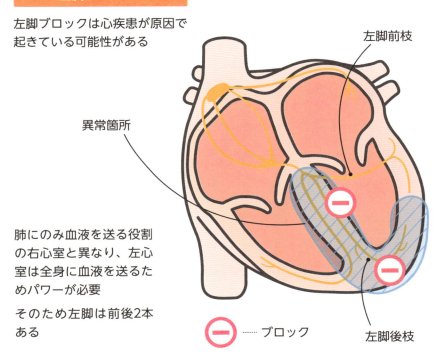

発作性上室頻拍といわれたら

　上室頻拍とは、心房から生じる頻脈性の不整脈（頻拍）で、心拍数は1分間に150〜250回程度と通常より速くなります。これが急に起こるのが発作性上質頻拍です。発作時には急に動悸が起こって胸がどきどきします。胸苦しい感じやふらつく感じを伴い、重症化した場合には脳虚血が起こり、失神することもあります。

　発作性上室頻拍には、房室結節でリエントリーが起きる房室結節回帰性頻拍と、余分な電線である副伝導路の存在により頻脈が引き起こされるＷＰＷ（ウォルフ・パーキンソン・ホワイト）症候群などがあります。房室結節回帰性頻拍は、房室結節から異常に速い電気信号が発生し、その信号が消失することなく心臓の中をグルグルと旋回（リエントリー）することで頻拍が起こります。ＷＰＷ症候群は、正常の電線と余分な電線の間で電気の旋回が起こってしまいます。

　房室結節回帰性頻拍は発作時以外の心電図は正常ですが、ＷＰＷ症候群は副伝導路があることで、特徴的な心電図が示されるので発見されます。副伝導路ができる原因は不明ですが、多くは先天的なものです。一定の年齢にならないと頻脈発作は起こらないことが多く、副伝導路があっても3〜4割の人は一度も発作が起こらないといわれています。

　心電図でＷＰＷ症候群といわれても、動悸などの症状がない場合には、治療は必要ありません。

　しかし、たびたび頻拍が起きるような場合や、病的な動悸（突然始まり、突然止まる動悸、あるいはまったく不規則に脈の打つ動悸）症状があり、それがいったん生じると長く続く場合、または頻繁に起こるような場合は治療が必要になります。

　発作時の症状が強くて、日常生活に支障が出るようであれば、根本的な治療（カテーテルアブレーション）をした方がよいでしょう。

発作性上室頻拍

発作性上質頻拍には、房室結節でリエントリーが起きる房室結節回帰性頻拍と、副伝導路の存在により頻脈が引き起こされるWPW症候群の２つのタイプがある

房室結節回帰性頻拍

心房や房室結合部から異常に速い電気信号が発生し、その信号が消失することなく心臓の中をグルグルと旋回（リエントリー）することで頻拍が起こる

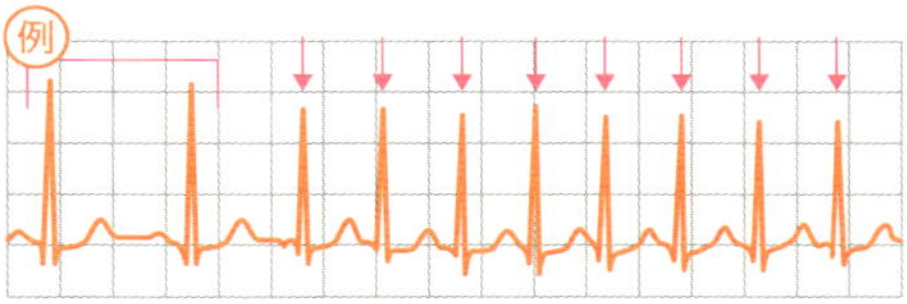

突然激しい動悸が始まるが、規則正しく乱れがない

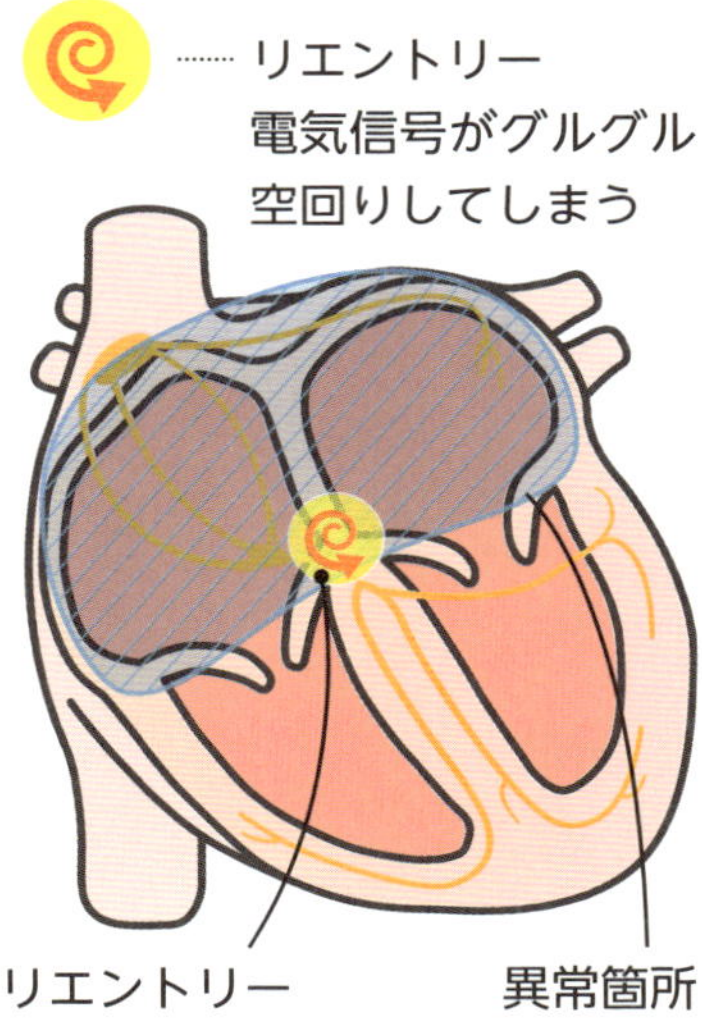

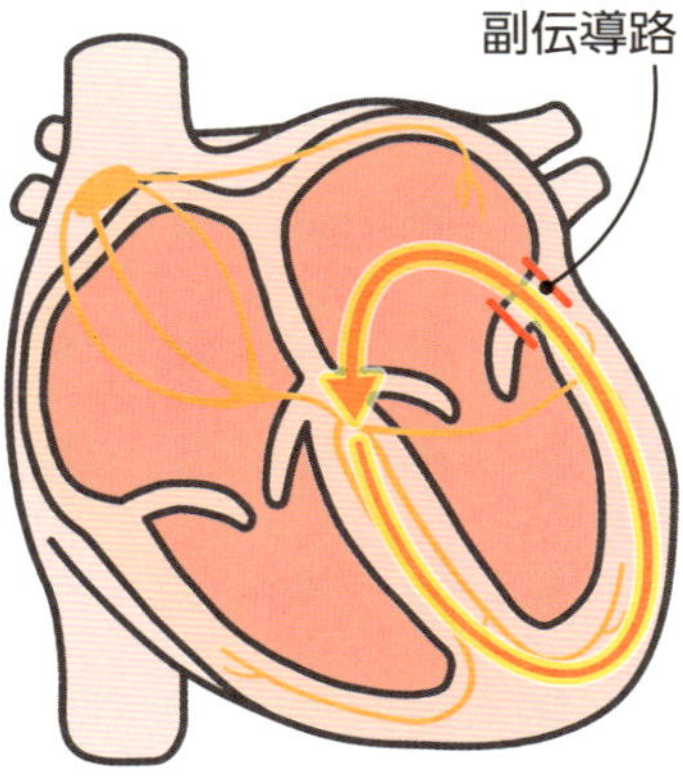

WPW症候群

正常な伝導路以外にバイパス（副伝導路）を通って刺激が心室へと伝わる「早期興奮症候群」の代表

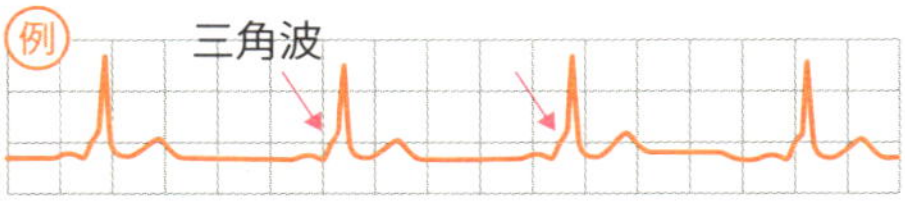

三角波が特徴

心室の興奮を表すQRS波（大きな波）の前の三角の波で副伝導路による心室の早期興奮がわかる（非発作時）

心房細動といわれたら

心房細動といわれたら

心房細動は、不整脈のなかでももっとも多いもののひとつで、日本人の有病率は0・6〜1・1%前後と推定されます。

健診で心房細動が見つかったものの、症状がないという人も少なくありません。発作性と持続性の心房細動を持つ人を対象にした調査では52・6%の人がなにも症状のない無症候性心房細動でした。

とはいえ、心房細動を放置することはできません。心房細動の状態では心臓の4つの部屋のうち上の2つが機能せず、心室の拍動は不規則です。この状態では心臓の機能は25%ほど低下しているという指摘もあります。現在、何事もなくてもこの先もそうであるとはいえません。

そして、心房細動は進行性で放置すると悪化してしまいます。加齢もリスク要因なので、年齢を重ねるほどに状態は悪くなっていきます。また、心房細動がほかの病気のリスクを高めます。その代表格が脳梗塞です。脳梗塞以外にも、心不全や認知症のリスクにもつながります。

数十年前は、心房細動自体には有効な治療法がなかったので、心房細動といわれたら、まず抗凝固薬による血栓の予防でした。現在も脳梗塞のリスクを評価し、リスクがあれば抗凝固薬を用いて血栓を予防するのが第一歩です。

そして、薬物治療によるレートコントロールと呼ばれる脈拍数の調整、また非薬物療法によって、リズムコントロールと呼ばれる心房細動の除去を行います。リズムコントロールは、以前は、薬か電気ショックによる徐脈でしたが、現在はカテーテルアブレーションが第一選択になってきています。

心房細動

心房が細かくふるえ、正常に心室に血液が送られない心房細動。それだけで命に関わることはないが、放置してはいけない

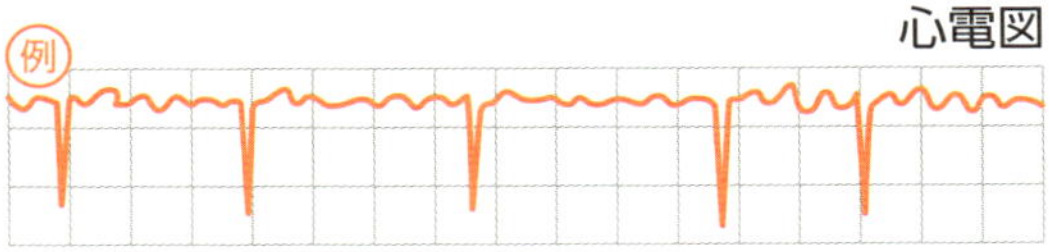

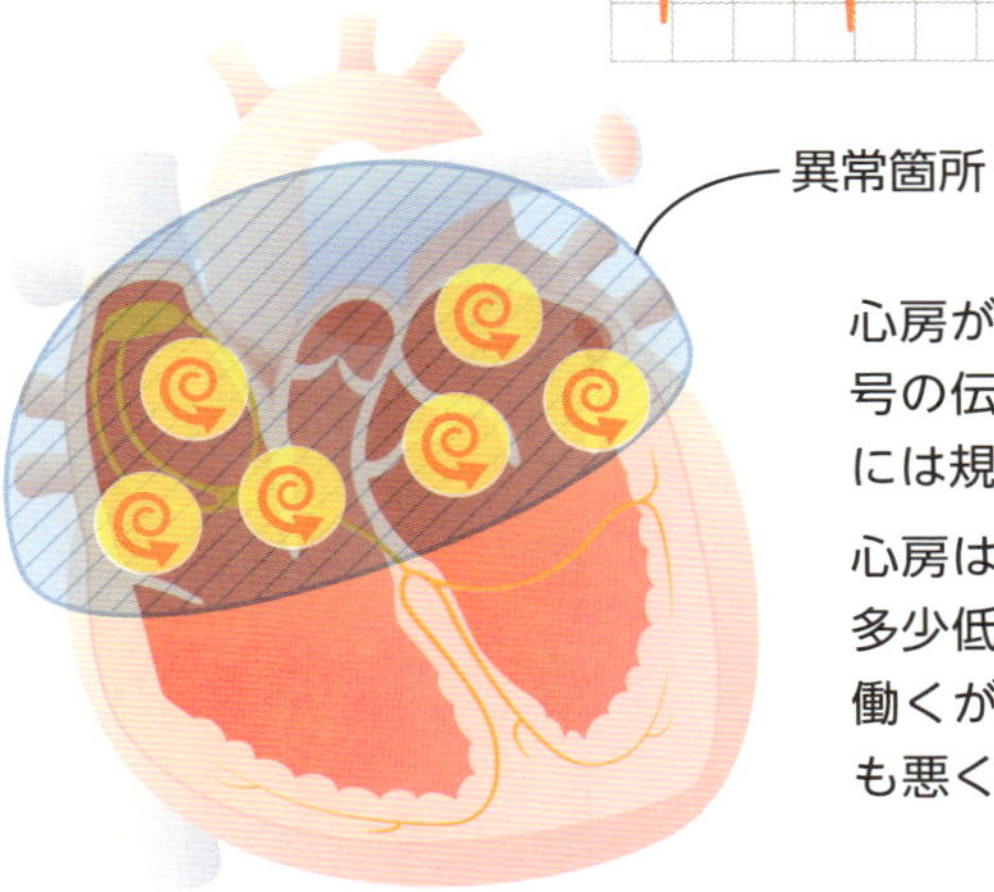

心房がブルブルふるえる状態で、信号の伝達が不規則なため心室の収縮には規則性がない

心房は心室の補助役。心房の機能が多少低下しても心臓のポンプ機能は働くが、リズムは乱れやすく、効率も悪くなる

打撃練習に例えると…

補助役がいるとリズムよく打ち続けられるが

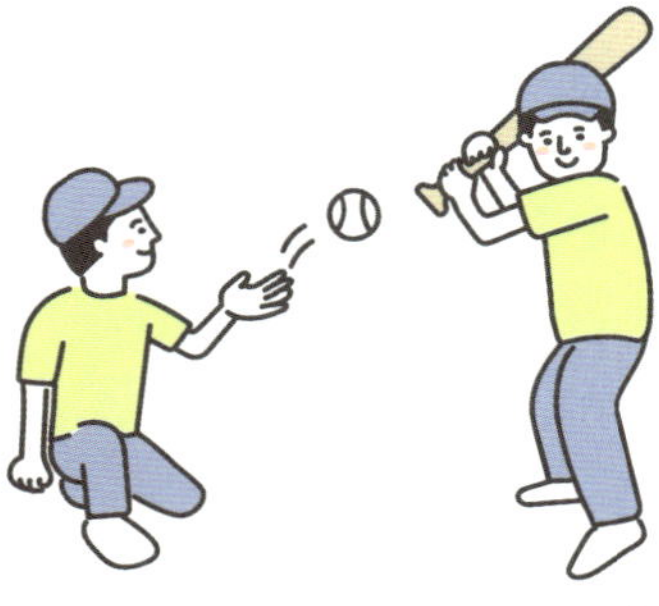

↓

補助役が機能しなくても打撃練習はできるが、効率は悪くなり、負担が増える

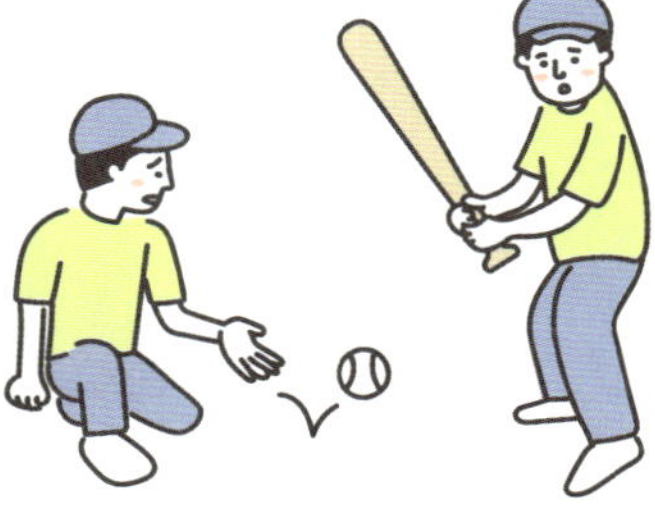

心房細動のリスク要因

これまでも述べてきたように、心房細動など不整脈のリスク要因の第一は加齢です。

心房細動はとくに65歳以上の高齢者に多くみられます。また、女性より男性のほうが患者数は多くなります。こちらについては体格の違いも影響しているという見方があります。

心房細動の発症リスクを高める要因としては、ほかに心不全、冠動脈疾患、心臓弁膜症（とくに僧帽弁）などの心臓や血管の病気、また高血圧、糖尿病、高尿酸血症などの生活習慣病も指摘されています。

日本国内では高血圧患者が非常に多いため、結果的に心房細動患者を増やす要因となっています。また、高血圧はほかの心疾患のリスクも高めるので、血圧を適正にコントロールすることは大切です。

そのほか、精神的ストレスや遺伝も発症に関わっていると考えられています。

生活習慣も重要です。過度の飲酒は心房細動リスクを高め、1日のアルコール摂取量が日本酒換算で2合を超える人は、心房細動の罹患リスクが約2倍になるという研究[※1]もあります。

喫煙も心房細動患者の入院が必要になるような重症化リスク、死亡リスクを高めます[※2]。

肥満もリスク要因です。BMIが高くなるほど心房細動のリスクは増加します[※3]。

睡眠時無呼吸症候群（睡眠呼吸障害）との関連も指摘されています。睡眠中に呼吸が間欠的に止まる睡眠時無呼吸症候群の症状がある人は、そうでない人に比べて心房細動を発症する割合が数倍になります。睡眠時無呼吸症候群は肥満とも関わっているので、運動や食事の改善などで、肥満を解消することも大切です。

生活習慣を見直すと、肥満や血圧が改善されるなど、心房細動以外の病気のリスクも下がっていくので、この機会にぜひ検討してみてください。

心房細動

心房細動は、主なリスク要因である加齢以外にもさまざまなリスク要因があり、なかには生活習慣の改善でリスクを下げられるものもある

心房細動のリスク要因

- 高齢
- 男性
- 併存する病気がある
- 心不全、冠動脈疾患、心臓弁膜症（とくに僧帽弁）などの心臓や血管の病気
- 高血圧、糖尿病、高尿酸血症など
- 過度の飲酒[※1]
- 喫煙[※2]
- 肥満[※3]
- 睡眠時無呼吸症候群

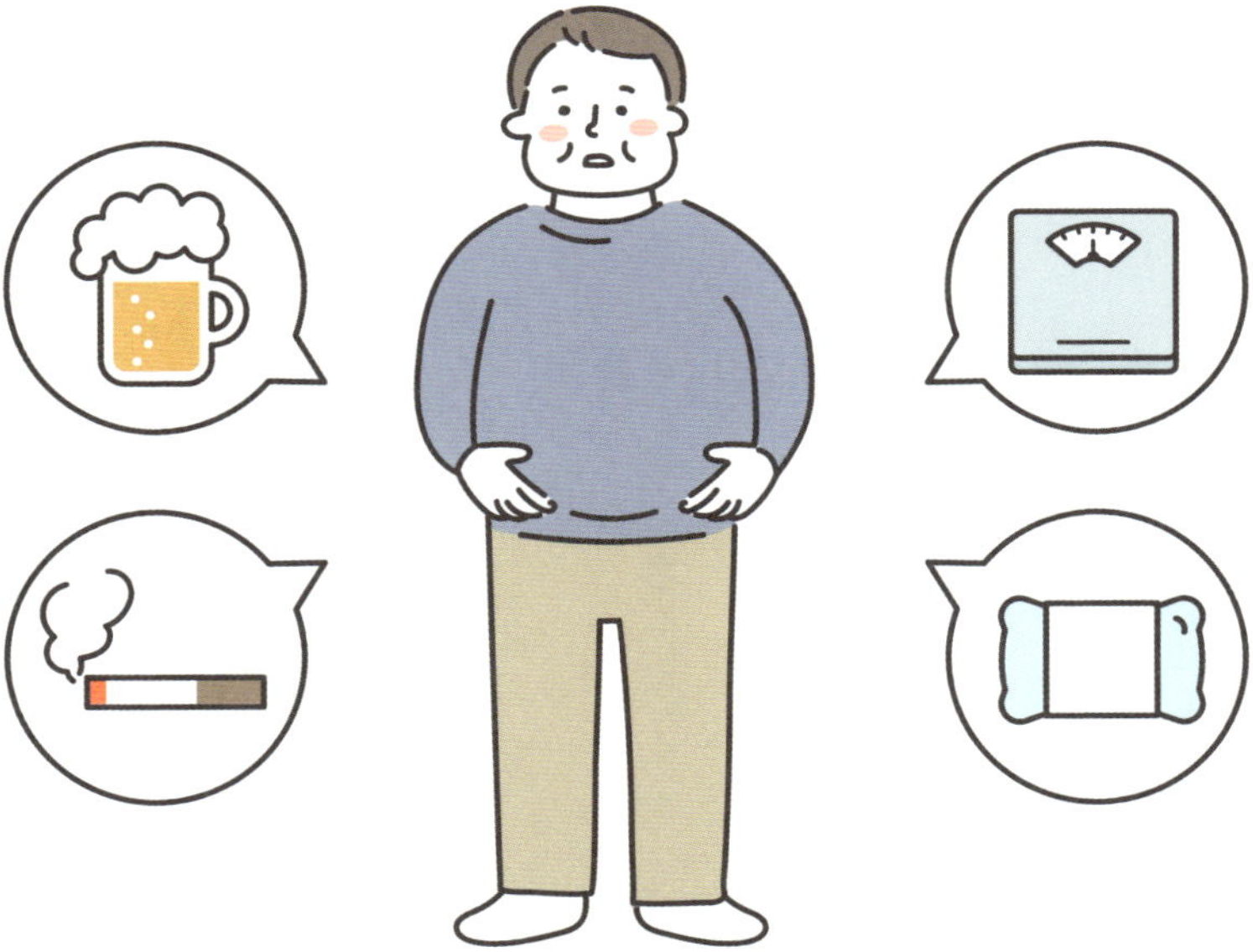

※1 Kokubo, Y, et al, Development of a Basic Risk Score for Incident Atrial Fibrillation in a Japanese General Population- The Suita Study. Circ J, 2017. 81(11): p. 1580-1588.

※2 Chamberlain AM, et al. Am Heart J 2017; 185:74-84.

※3 Ball J, et al. J Am Heart Assoc 2018; 7:e008414.

心房細動は放置するといずれ深刻な事態に

心房細動では、心房が多少機能しなくても、その先にある心室さえ機能していれば、血液は心房を素通りし、なんとか血液を送り出すことができます。しかし、血液が心房を通りすぎる際、心房はふるえているだけできちんと収縮していないので、端の方では流れがよどんでしまいます。このため、心房内の血流が悪くなり、血栓が作られやすくなります。

とくに血栓ができやすい部位が左心房にある左心《さしん》耳《じ》という部位です。こうして作られた血栓が脳まで流れて脳の血管を詰まらせると脳梗塞（脳塞栓症）が起こります。

このタイプの脳梗塞は、心原性脳塞栓症と呼ばれ、重症化リスクが高い危険なものです。心臓内で形成される血栓は、血管内で作られる血栓と比べて大きいため、より太い血管を閉塞させ重症の脳梗塞を生じます。

脳梗塞自体、発症すると命に関わることがありますが、一命を取り留めたとしても、寝たきりになったり、後遺症が残ってしまったりするリスクが高い危険な病気です。

また、心房細動の状態では心臓の機能が低下するとお話ししましたが、長期間、このような状態が続くことにより心臓の負担が大きくなります。心房細動を患っている人は、心不全リスクも高まります。

さらに、血管を傷害しやすくなることから認知症リスクも高めることがわかっています。心房細動にかかっている人は、そうでない人の1・4倍も認知症を発症しやすいというデータもあります。

このようなこともあり、また、心房細動自体が進行性の病気ということもあり、直接命に関わらないとしても心房細動を放置することはできません。

心房細動を放置してはいけない

心房細動はそれだけで命に関わることはないが、放置すると将来的に寿命を縮める可能性がある病気。さまざまな健康上のリスクを高める

脳梗塞（心原性脳塞栓症）

- 心房細動は脳梗塞リスクを高める
- 血栓が作られやすい

血流は止まらないが、端の方ではよどみがちになり血栓ができやすい

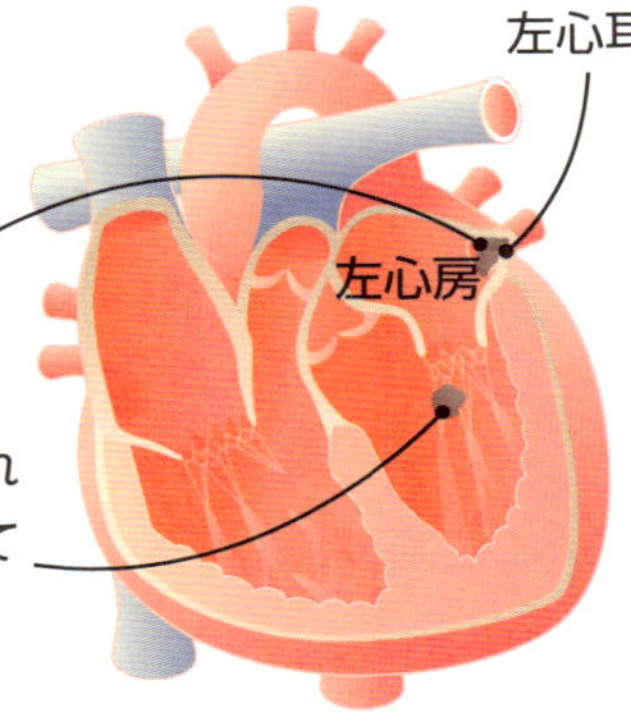
左心耳内にできた血栓
部分的にはがれて血流によって運ばれる

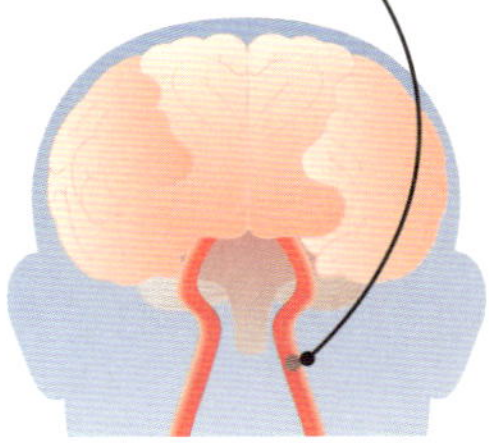
脳の血管に詰まると脳梗塞が起きる

血流に乗り、脳の血管へ運ばれて…

心房細動を放置するとさまざまな病気のリスクを高める

心不全 心臓に負担がかかる

認知症 血管を損傷しやすい

脳梗塞の発症サイン「FAST」

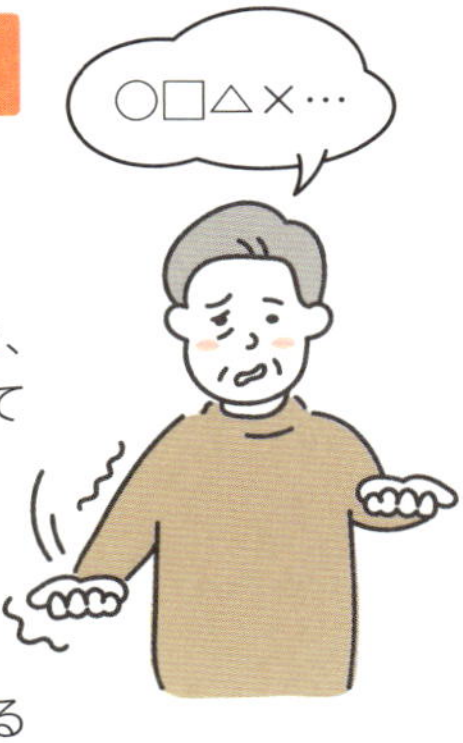

Face:
顔にあらわれるサイン
半身マヒが顔にあらわれ、片方の口元や目、眉などがうまく動かせない

Arm:
腕にあらわれるサイン
両腕をまっすぐ前に伸ばすと、片方の腕だけが下がってきてしまう

Speech:
言葉にあらわれるサイン
舌がもつれて話せない。話そうとしても言葉が出てこない

Time:
時間が勝負！

すぐに救急車を呼び、できるだけ早く受診します

Column

遺伝で起こる不整脈
ブルガダ症候群・QT延長症候群

Brugada（ブルガダ）症候群は、先天的な不整脈の一つで、日本人ほかアジア人の男性に多く、全患者の８～９割が男性です。

心電図の特徴的な波形により診断されます。

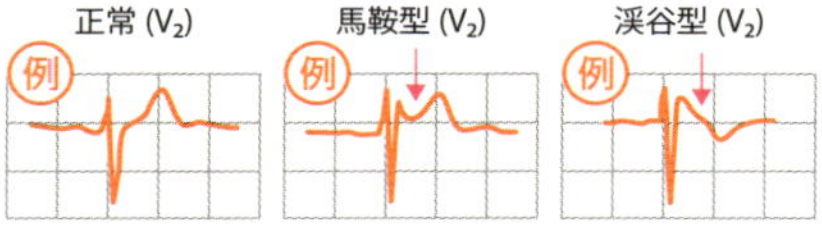

自覚症状はなく心電図で気づかなければ、生涯知らずに過ごすこともあります。

しかし、ブルガダ型波形のある人のごく一部に、心室細動を起こすリスクがあります。その確率は非常に低く、年0.1％程度です。

ですがブルガダ症候群に関わる心室細動は、働き盛りの成人男性に突然起こり、しかも発作は夜間に多く起こります。

非常にまれなので心配し過ぎる必要はありませんが、もし、これまでに失神や気絶を経験したり、夜間に息苦しさを感じたことがあるという人、家族から就寝中にあえぐような呼吸をしていたと指摘されたことがある人は、専門医で相談するとよいでしょう。遺伝性疾患であり、突然死の家族歴がある方は注意が必要です。

同じように遺伝による不整脈にQT延長症候群があります。心電図におけるQ波の開始からT波の終了までが長くなる現象で、トルサード・ド・ポワンツ型心室頻拍と呼ばれる危険な頻拍のリスクが高まります。そしてこれがまれに心室細動に移行してしまうことがあります。

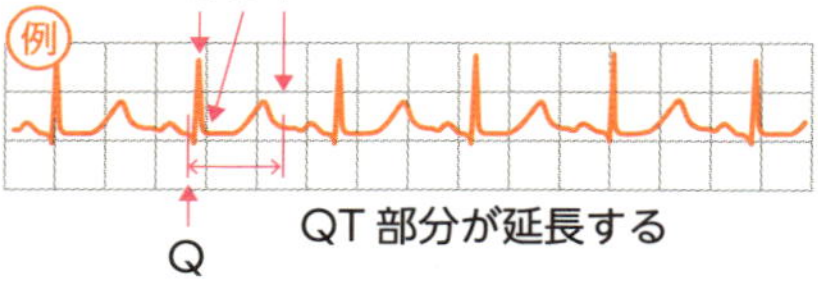

発作を起こす危険性が高いと判断された場合は、原因を特定し、薬や植込み型除細動器（ICD）などで治療を行います。

第3章

不整脈の薬物療法

不整脈を薬物で治療する際は、血栓を作らないための抗凝固療法、心拍数を調節するレートコントロールと、心臓のリズムを正常化するためのリズムコントロールなど、それぞれの目的に合った薬が使用されます。

治療法選択の考え方

その人に合わせて治療法を考えていく

不整脈の診断がついたら、どのような対応をしていくか方針をよく考えて決めていきます。

不整脈の発生に関連している病気があれば、まずはそちらの治療を優先させます。

そのような病気がない場合は、不整脈そのものを治療するか、もしくはしないのか検討します。たとえば命に関わるような危険もなく、症状もさほど苦痛を感じないのであれば「治療をしない」という人も少なくありません。経過観察として定期的な健診を受け、生活のなかで改善、健康維持を図ります。

そして治療するとしたらどんな治療法を行うか決定していきます。主な治療法は薬物療法と、カテーテルアブレーション、ペースメーカーなどで、それぞれにまたいろいろな選択肢があります。場合によってはそのほかの治療、外科手術などが選択されることがあります。

不整脈の危険度が中レベル以上の場合は、より積極的な治療が望まれます。また、症状が重く、苦痛があったり、日常生活に支障を来している場合も治療が必要と考えます。症状の強さと治療の必要性は必ずしも一致しないことがあり、注意が必要です。

たとえば心房細動はほとんど自覚症状がない場合もありますが、放置すると悪化したり、脳梗塞など深刻な事態につながる恐れがあります。

そのため、まずは医療機関でしっかり検査を受け、正しい診断を受ける必要があります。

そのうえで、ご自身の年齢や症状、高血圧や糖尿病、甲状腺の病気、そのほかの基礎疾患、そして生活スタイル、仕事などを考慮して治療法を検討していきます。

不整脈の治療選択のポイント

正しく診断を受けたうえで、その人に合った治療法を考えていくことが大切

不整脈の危険度

危険度 高　命に関わる危険性がある

すぐに適切な処置を行う必要がある
心室細動／心室頻拍の一部／房室ブロックの一部など

危険度 中　それ自体では命に関わらないが、放置すると悪影響が現れやすい

心房細動／心房粗動／洞不全症候群など

危険度 低　寿命を縮めるおそれはない

治療してもしなくても寿命には影響しない
期外収縮／症状のない洞不全症候群／房室ブロックなど

心房細動の場合

治療をどう考えるか？

どのような治療を選択する場合でも生活習慣の改善は有効

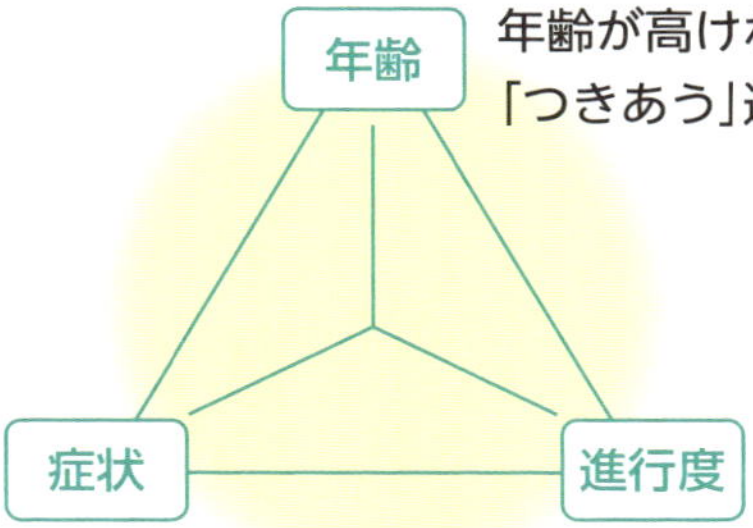

年齢が高ければ「つきあう」選択も

強い症状があれば積極的治療を
困ったことがない場合は年齢と進行度で判断

進行するほど根治治療が難しくなる

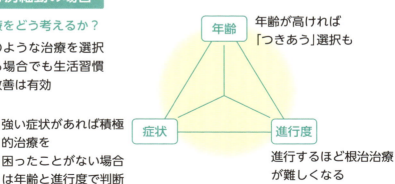

不整脈を薬で治療する

心房細動の薬物療法は3つに分けられる

ここでは、主に心房細動に対する薬を使った治療についてお話しします。

薬物療法は、それ単独で行う場合ばかりではなく、非薬物療法と組み合わせて行われることもあります。

また、ペースメーカーの植込みなどの治療が適応となる場合でも、症状が軽い場合には薬物治療が選択されることがあります。

心房細動における薬物療法は、治療の目的によって3つに分けられます。

まず、血栓が作られるのを予防するための抗凝固薬による抗凝固療法があります。心房細動など血栓ができるリスクが高いことがわかっている不整脈ではよく使用されます。先述の脳梗塞リスク、出血リスクの評価も参考にします。

2つめは、心拍数を抑える薬を使用するレートコントロールです。自律神経に働きかけることにより激しい動悸などの症状をやわらげることができます。心拍数が減っても、不整脈自体には作用しないことに注意が必要です。

3つめは、不整脈自体に働きかけ、洞調律を取り戻すため、抗不整脈薬を使用して治療を行うリズムコントロールです。不整脈を抑える抗不整脈薬は、心房または心室の筋肉に働くものと、房室結節に働くものと2種類あります。

こういった治療と併せて生活習慣の改善、ストレス管理、適度な運動、バランスの取れた食事などが必要です。

これらのほかに補助的な薬が使われることもあります。

不整脈の薬物療法

薬物療法は目的により、悪化を防ぐためのものと、心房細動などの不整脈を止めるものとに分けられる

心房細動の薬物療法

薬で治療を行う不整脈の代表は心房細動。心房細動以外にも症状に合わせて薬物による治療が行われる

抗凝固薬による抗凝固療法
血栓が作られるのを予防する

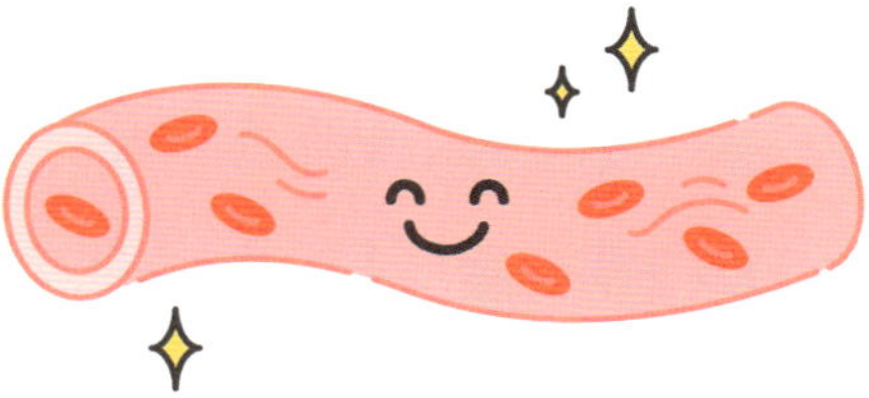

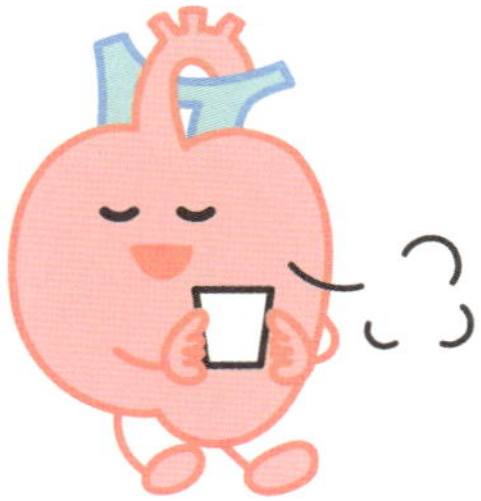

心拍数を抑える薬を使用するレートコントロール
自律神経に働きかけることにより、激しい動悸などの症状をやわらげる

抗不整脈薬を使用するリズムコントロール
不整脈自体に働き、洞調律を取り戻す

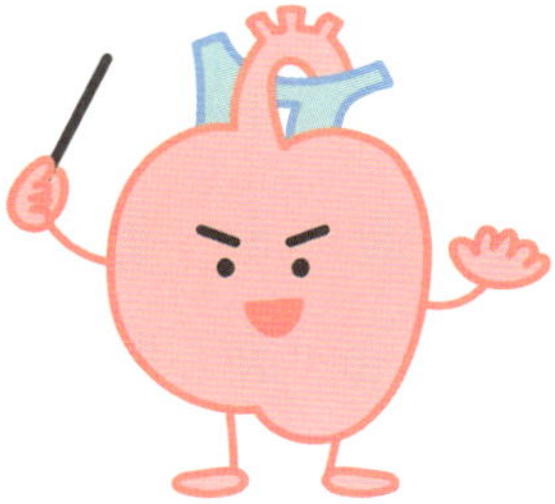

抗凝固療法

ワルファリンは伝統的な抗凝固薬

抗凝固療法は、リスク評価で血栓、脳梗塞のリスクを確認して行います。

血栓には、血小板という血液成分と血液中の凝固因子が主に関与しており、どちらをブロックしても血栓は作られにくくなります。抗血栓薬は、このいずれかをターゲットとして作用し、血栓を防ぎます。

とくに血小板をターゲットにしたのが抗血小板薬、凝固因子をターゲットにした薬剤が抗凝固薬と呼ばれます。

ちなみに抗血小板薬は、狭心症、心筋梗塞など動脈硬化によって血栓が作られるリスクが高い人が使用することが多いです。

心房細動で使用されるのは主に抗凝固薬です。

ワルファリンは、ワルファリンカリウム（ワーファリン、ワルファリンK）ともいわれ、古くから心房細動に用いられてきた有効な抗凝固薬です。

凝固因子が血を固める際は、ビタミンKが必要です。ワルファリンは、血が固まるメカニズムに関与しているビタミンKの働きを打ち消すことで、血が固まるのを防いでいます。ですから、ワルファリンをのんでいるときは、ビタミンKを多量に含む食品、たとえばほうれん草やモロヘイヤといった野菜、ワカメやひじきなどの海藻類、緑茶類、納豆の摂取には注意が必要です。なかでも納豆はさらに腸内でビタミンKを産生します。

また、ワルファリンは効果が強すぎると出血を起こしやすくなるため、定期的に血液検査を行い*PT-INR値をチェックし、のむ量を調整します。

２０１１年頃から直接作用型経口抗凝固薬（DOAC）が登場し選択肢が増えてきました。

用語解説

PT-INR値　採血した血液に試薬を混ぜて固まる時間（プロトロンビン時間）の国際標準比。正常な場合を1.0として、値が高いほど血液は固まりにくい。3.0を超えると出血性の合併症リスクが増える。

抗凝固療法

血栓ができるリスクが高いときは、抗凝固薬による抗凝固療法を行います

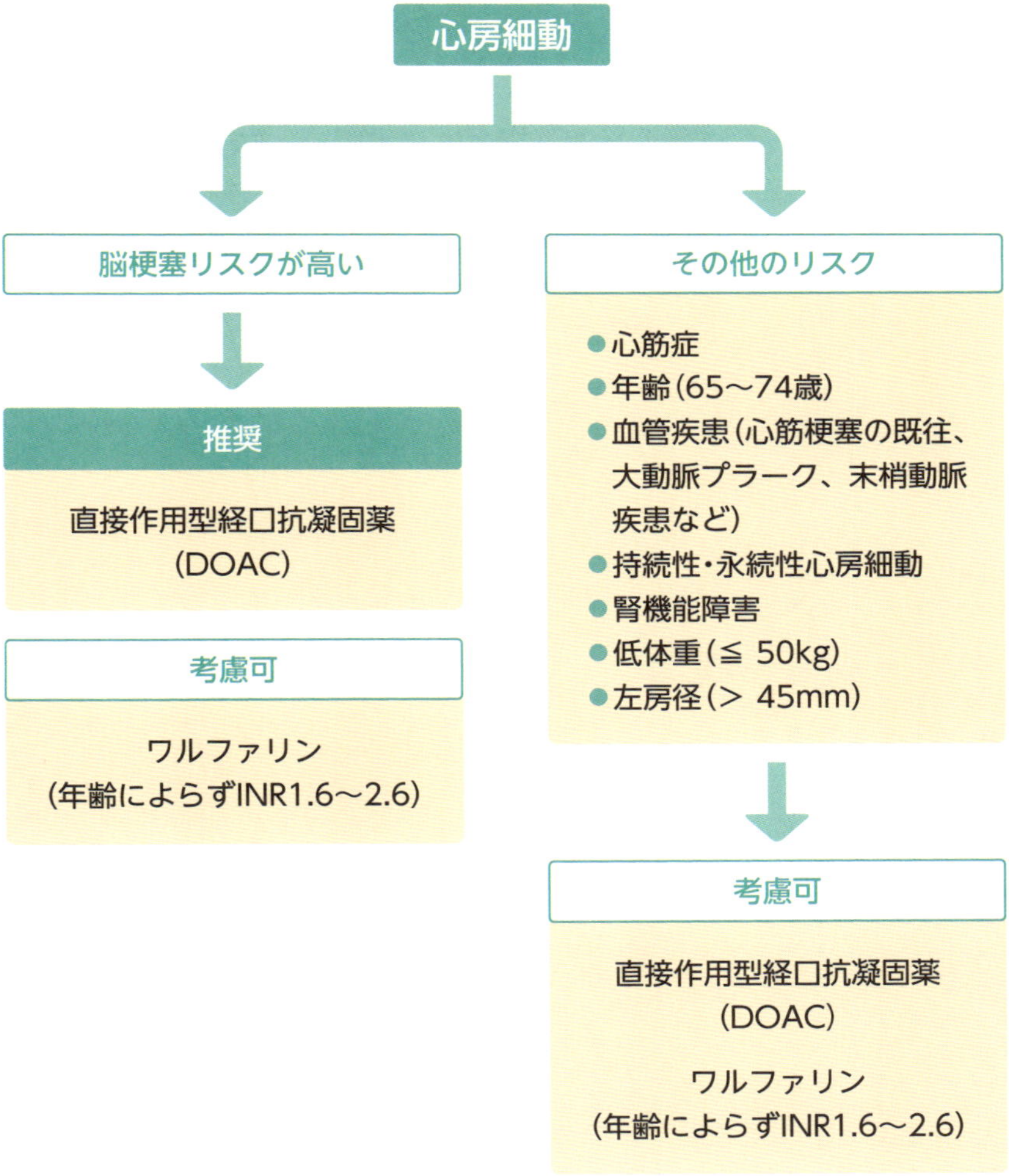

2020年改訂版 不整脈薬物治療ガイドライン（日本循環器学会/ 日本不整脈心電学会合同ガイドライン）を参考に作成

直接作用型経口抗凝固薬により選択肢が増えた

ワルファリンは効果が高く、長く使われてきた一方で、効果が不安定な面があるために患者さんにとっては定期的な採血による検査が必要で、食事にも気を使わなければならない面がありました。

直接作用型経口抗凝固薬（ＤＯＡＣ）は、ワルファリンがビタミンKを介して凝固因子の働きを抑えていたのに対し、それぞれ特定の凝固因子に直接働きかけて血が固まるのを防ぎます。ビタミンKを介さないため、定期的な血液検査やのむ量を微調整する必要がありません。食事の影響も受けにくいのでビタミンKの制限もありません。２０２４年現在、4種類のＤＯＡＣが使用可能で、1日2回内服するものと、1回内服するものとがあります。

患者さんの負担が軽減し、より安全で効果的に脳梗塞予防が可能です。使用を開始したその日から効果があらわれるのも、一定期間が必要なワルファリンとの違いです。

ＤＯＡＣは体重と腎機能で投与量を決定します。体重が少なかったり、腎機能が低下していると出血リスクが高くなってしまいます。あまりにも腎機能が低下しているケースでは使用できません。

ワルファリンと比べて脳梗塞を予防する効果は同等かそれ以上、副作用はワルファリンより少ないといわれています。

ただ、価格は違いがあります。使用量にもよりますが、一日あたり数十円程度と安価なワルファリンに対して、ＤＯＡＣは数百円にもなることがあります。健康保険が利用でき、3割負担の場合でも、月額にすれば違いは大きくなります。継続して使用する薬なので、判断は患者さんによって異なります。

なお、薬の使用中出血が止まりにくい副作用はどちらの薬も同じです。手術を予定しているときなどは、数日前から使用を中止する必要があります。

抗凝固薬の特徴

ワルファリン、直接作用型経口抗凝固薬（DOAC）から、いずれか1つを使う。血栓予防効果に大きな差はない

ワルファリン

永年使われてきた薬
血液凝固因子の生成に関与するビタミンKの働きを抑える

- 安価
- 食事の制限がある
- 頭蓋内出血を含む出血性合併症のリスクがある
- 血中濃度を調べるため定期的な受診が必要

直接作用型経口抗凝固薬
(DOAC:Direct Oral Anticoagulant)

血液凝固因子に直接作用する
2011年以降登場し、2024年現在4種類ある

薬剤名	使用回数	その他
ダビガトラン（プラザキサ）	1日2回	
リバーロキサバン（イグザレルト）	1日1回	
アピキサバン（エリキュース）	1日2回	高齢者・腎機能が低下している人も使える
エドキサバン（リクシアナ）	1日1回	高齢者・腎機能が低下している人も使える

- 食事の制限がない
- 副作用が少ない
- 価格が高い
- 腎機能障害があると使用できない可能性がある
- のみ忘れると効果がすぐになくなる

抗凝固薬の注意

指示通り内服をきちんと続ける必要がある

効きすぎると出血が止まりにくくなることがある

手術を受ける際は休薬する（医師の指示に従う）

薬で不整脈をコントロール

レートコントロール（心拍数調節）療法

心房細動などの不整脈ではまず、必要に応じて血栓を予防するとともに心拍数を調節するレートコントロールと、心臓のリズムを正常化するためのリズムコントロールが行われます。

レートコントロール療法に使われる主な薬は、β《ベータ》*遮断薬、ジギタリス製剤、非ジヒドロピリジン系カルシウム拮抗薬、抗不整脈薬のアミオダロンです。これらの薬の使用により、心房細動は止まりませんが、心拍数を抑えることができます。

心房細動の急性期に早急に心拍数の調節を行う場合は、β遮断薬、ジギタリス製剤、アミオダロンの静注薬が用いられます。

慢性期では第一選択としてβ遮断薬の経口薬を使用し、心拍数の減少を図ります。

β遮断薬は、心房筋と心室筋、房室結節いずれにも効果があり、心不全の薬としても使用されます。長く使っても問題が生じにくい一方で、急に多量使用すると心不全リスクがあります。高齢者では心拍数が下がりすぎることもあります。また、気管支ぜんそくの人は、悪化のおそれがあり使えません。

非ジヒドロピリジン系カルシウム拮抗薬は、降圧効果に加えて房室伝導抑制による徐拍効果もあります。発作性上室性頻拍の停止、予防にも効果があります。心機能が低下したケースでは使用できません。

ジギタリス製剤のジゴキシンもしくはメチルジゴキシンが使用されることもありますが、これらは強心薬としての作用もあり、心機能の低下した頻脈性心房細動で使用されます。腎排泄の薬なので、腎機能が低下しているときは慎重に使用します。

用語解説

β遮断薬　交感神経にあるβ受容体に結合することで、交感神経の働きを抑え、心臓を休める。βブロッカーとも呼ばれる。

レートコントロール

心房細動が起きていても、激しい動悸などの症状は、自律神経の働きを調整し、心拍数を抑える働きをもつ薬でやわらげられる

レートコントロールで使用される薬

β遮断薬

安静時だけでなく運動時の心拍数も低下させる。副作用が少ない。レートコントロールでは最もよく使用される。

カルシウム拮抗薬

洞結節、房室結節での電気信号の伝導抑制効果がある。抗不整脈薬の一種で、心筋の収縮をまねくカルシウムの細胞内への流入を抑える働きもある

ジギタリス製剤

房室結節に作用して電気信号の伝導を抑制する働きをもつが、運動時には心拍数が上がりやすい。持病、副作用などのためにβ遮断薬が使えない場合に用いられることがある。弱った心臓の収縮力を高める強心剤として古くから使われてきた

心房内で異常な興奮
ある程度間引かれつつも
心室に伝わり

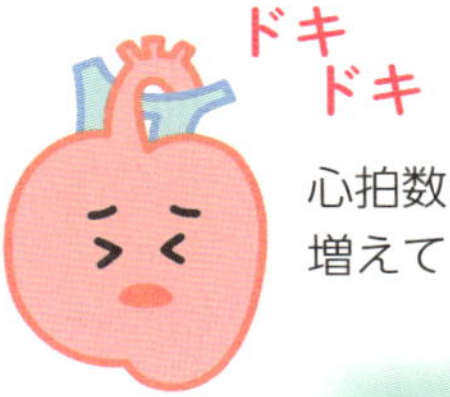

心拍数が
増えてしまう

房室結節に働きかけ
リラックス…

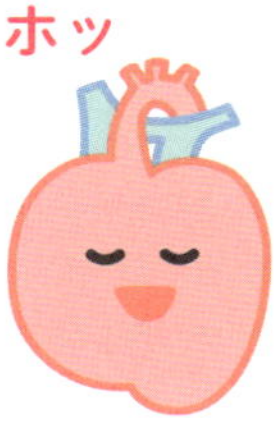

心拍数が減る

心房細動が慢性化していると、完治しにくいことが多い。そのようなときは、レートコントロールと抗凝固療法を続けるのが治療の基本となる

リズムコントロール（洞調律維持）療法

レートコントロールが、主に房室結節に働きかけて心拍数を減らすのに対して、リズムコントロールは、抗不整脈薬を用い、洞結節以外で生じる異常な電気信号や心房のふるえを止め正常な洞調律に戻し、規則的な心拍を維持します。

心筋の細胞の表面にあるイオンの通り道をイオンチャネルといいます。

イオンチャネルには、主にナトリウムチャネル、カルシウムチャネル、カリウムチャネルの3種類があります。

心室の心筋では、まずナトリウムがチャネルを通って心筋内に流入することで、電気的興奮を起こし、次にカルシウムが同じようにカルシウムのチャネルを通過し心筋を収縮させ、血液を送り出します。最後にカリウムがカリウムチャネルを通過すると、心筋は弛緩します。

抗不整脈薬は、これらの各チャネルに働きかけて、イオンの通過を抑制させることで効果をあらわします。

不整脈を止めるための抗不整脈薬ですが、効き過ぎてしまうことがあります。効き過ぎてしまうと、心筋の電気的バランスを破綻させ、心室頻拍や心室細動などの不整脈を生じさせ、かえって危険な事態を招く可能性があります。

また効き過ぎにより、心拍数が減って徐脈を招いてしまうこともあります。

そして、心房細動等で抗不整脈薬を使う場合、抗不整脈薬によって不整脈を止めたとしても、不整脈を治す作用はないため、薬の服用を止めるとまた不整脈が起きる可能性があります。

基本的に長期使用することになりますが、長期で使用しているうちに、肝臓や腎臓の機能が低下して代謝・排泄が悪くなり薬が効き過ぎてしまうことがあるので注意が必要です。

リズムコントロール療法

抗不整脈薬は、イオンの通り道に働きかけ、心筋に異常な電気信号が伝わりにくくなる

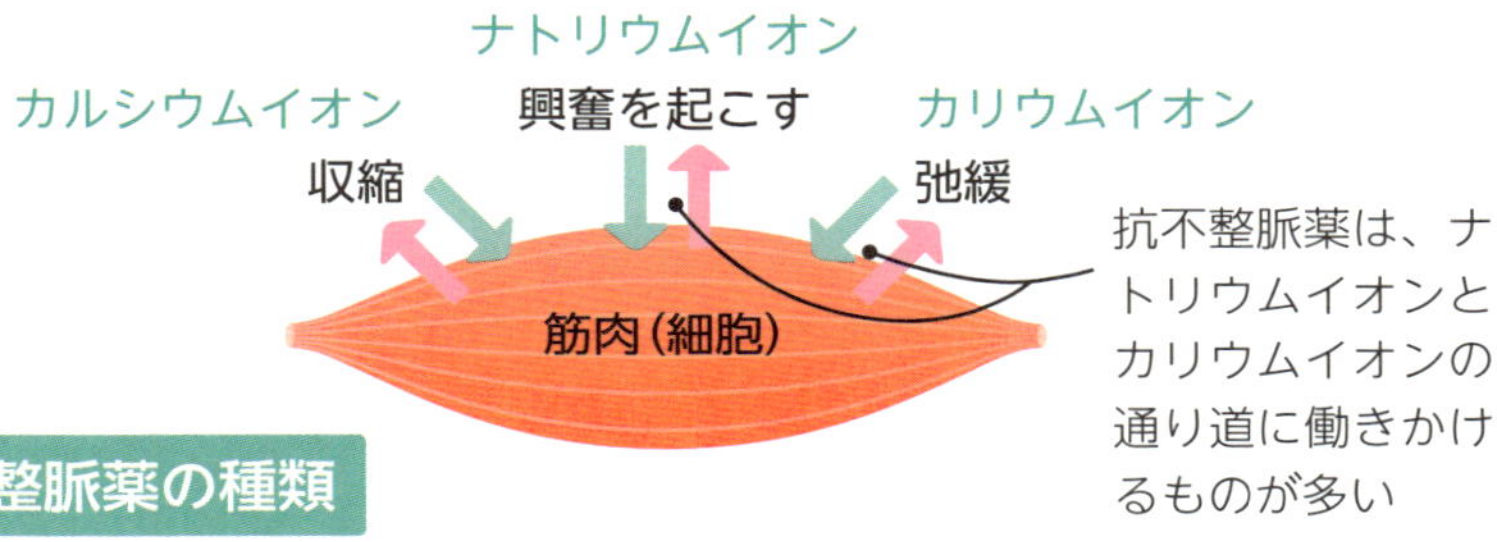

抗不整脈薬の種類

分類		主作用機序		薬剤名	適応不整脈
Ⅰ	a	膜安定化作用（ナトリウムチャネル抑制）	活動電位の持続時間延長	キニジン プロカインアミド ジソピラミド シベンゾリン ピルメノール	上室期外収縮／心室期外収縮／心房細動・粗動／発作性上室頻拍／心室頻拍／心室細動
	b		活動電位の持続時間短縮	アプリンジン	
				リドカイン メキシレチン	心室期外収縮／心室頻拍／心室細動
	c		活動電位の持続時間不変	プロパフェノン	Ⅰaと同じ
				フレカイニド ピルシカイニド	
Ⅱ		交感神経 β受容体遮断作用		プロプラノロール など	
Ⅲ		活動電位の持続時間延長 （カリウムチャネル抑制）		アミオダロン ソタロール	心室頻拍／心室細動／一部の心房細動（肥大型心筋症、心不全例）
Ⅳ		カルシウム拮抗作用		ベラパミル ジルチアゼム	発作性上室頻拍／頻脈性心房細動・粗動
				ベプリジル	Ⅰaと同じ

心房筋、心室筋に働きかける、目標心拍数に近づける

心房細動は止められるが…

心房細動の進行は止められない
薬の使用を止めると心房細動が再び起きる可能性がある

効き過ぎにも注意が必要

効き過ぎると…

電気的なバランスが崩れ、危険な不整脈を招くことがある
心拍数が減りすぎて徐脈を招く

代謝・排泄経路を確認する

抗不整脈薬が効き過ぎてしまうと、前項で述べたように徐脈や危険な不整脈など、いろいろな問題が起こります。

基本的に服用した薬の成分が正常に代謝・排泄されれば、効き過ぎのリスクは減ります。体内に入った薬剤がきちんと代謝・排泄されるかどうかは腎臓、肝臓の機能にかかっています。

しかし、抗不整脈を長期間使用していると、加齢により、あるいは長期使用が原因となって、腎臓や肝臓の機能が低下してしまうことがあります。そして抗不整脈薬は基本的に長期間使用する薬でもあります。

そこで薬を選択する際に、内臓機能を確認するとともに、薬の代謝・排泄の経路を考慮することが大切となります。

抗不整脈薬には、肝代謝型のものと、腎排泄型のものがあります。たとえば肝代謝型の薬を肝機能が低下した患者が、または腎排泄型の薬を腎機能の弱った患者が使用すると、薬の代謝・排泄に時間がかかるので、薬の成分が体に残り、薬が効き過ぎてしまいます。

事前に検査を行って、肝機能、腎機能が正常か、もし持病などで機能が低下している場合は、どの程度低下しているか調べる必要があります。肝機能、腎機能は血液検査で判定することができます。また血液検査を行うことで薬の成分の血中濃度を調べることもできます。

そのうえで、使用する薬剤を、その代謝・排泄経路に合わせて検討し、選択し、効果が得られる少なめの量から始めます。肝機能が低下していれば腎排泄型の薬、腎機能が低下していれば肝代謝型の薬を使用することで、安定した作用を得られる見込みが高くなります。

内臓の機能に合わせて選択する

内臓機能が低下していると薬の効き過ぎが起こりやすくなる。肝臓で分解（代謝）される薬か腎臓で排泄される薬かを確認することが大切

代表的な抗不整脈薬の代謝・排泄経路

アプリンジン（アスペノン）
肝代謝 100：腎排泄 0
肝代謝 100

アミオダロン（アンカロン）
肝代謝 100：腎排泄 0
肝代謝 100

フレカイニド（タンボコール）
肝代謝 65：腎排泄 35
肝代謝 65 | 腎排泄 35

ジソピラミド（リスモダン）
肝代謝 55：腎排泄 45
肝代謝 55 | 腎排泄 45

シベンゾリン（シベノール）
肝代謝 40：腎排泄 60
肝代謝 40 | 腎排泄 60

ピルシカイニド（サンリズム）
肝代謝 5：腎排泄 95
腎排泄 95
肝代謝 5

代謝排泄経路が異なる

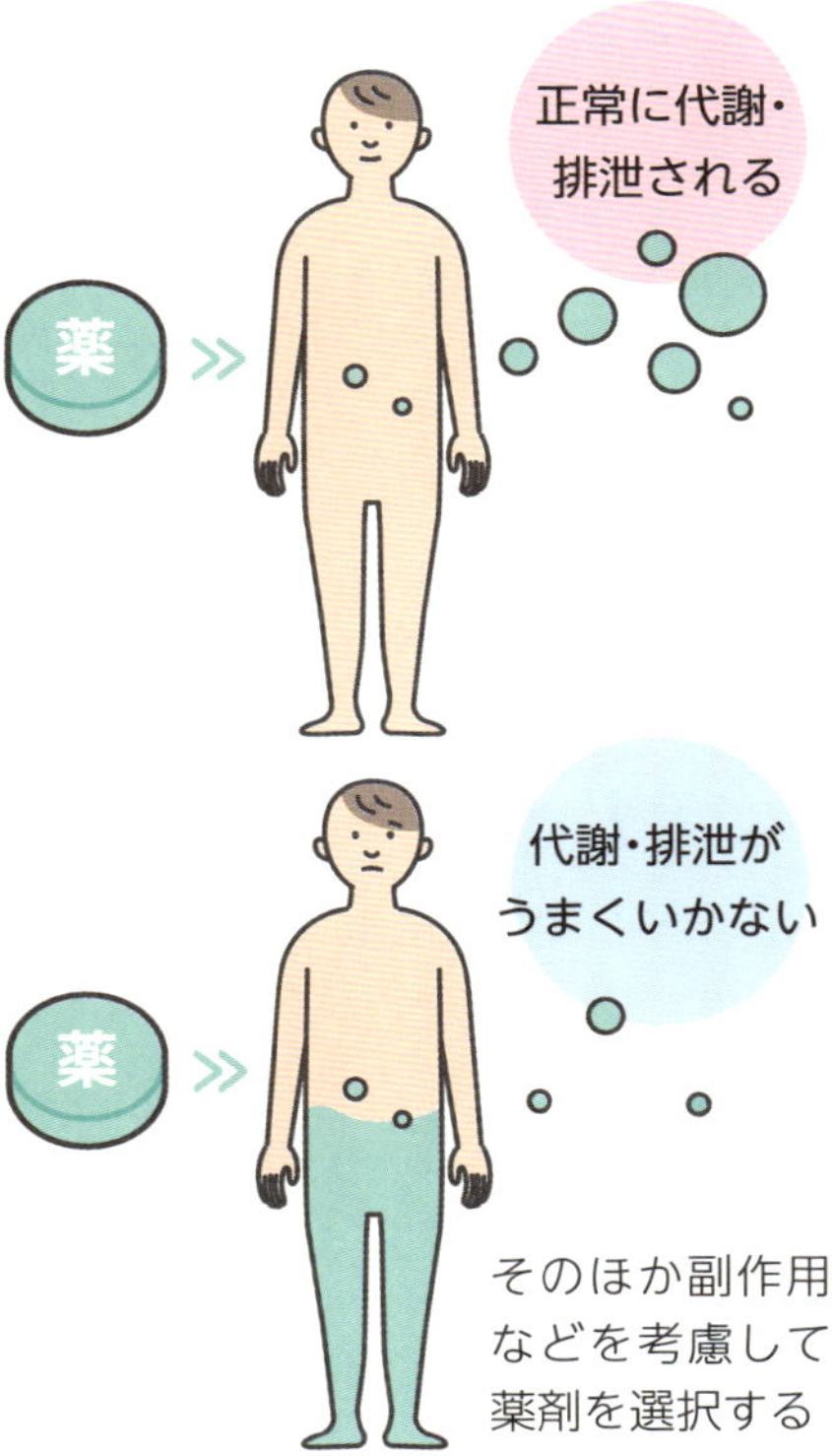

そのほか副作用などを考慮して薬剤を選択する

進行した心房細動は薬だけで止めることが難しい場合がある
そうした場合は非薬物療法を検討する

不整脈治療にはいろいろな薬が使われる

心房細動などの不整脈の治療には、これまで紹介してきたような抗凝固療法、リズムコントロール、レートコントロールで使用する薬のほかにも、補助的に薬が使用されることがあります。

たとえば、下肢のむくみなどがある場合には、ループ利尿薬などの利尿薬を使用して水分の貯留を改善することがあります。これにより血液のうっ滞も改善します。

また心不全では、高血圧の薬としてもよく用いられるアンジオテンシン変換酵素（ACE）阻害薬、アンジオテンシンⅡ受容体拮抗薬（ARB）、さらに新たな選択肢としてアンジオテンシン受容体ネプリライシン阻害薬（ARNI）といった薬を使用して、心臓の収縮機能を改善することもあります。

高血圧や動脈硬化、糖尿病や腎臓病、そのほか、持病がある場合はそれらの治療薬も使用します。

また、心房細動以外の不整脈で手術が適応となる場合でも、手術までの間に一時的に薬を使用することがあります。

たとえば、徐脈性不整脈でペースメーカーの植込みが適応となる場合では、薬物治療は基本的に適応がありません。

期外収縮で心機能が低下している例では、場合によってはβ遮断薬やアミオダロンなどを用いて改善を図ることもあります。

頻脈でも、カテーテルアブレーションを選択しない場合で、発作性上室性頻拍などをくり返すような場合は、再発を予防するためベラパミル、ジルチアゼム、β遮断薬を使用することがあります。

いずれも体調、症状をみながら慎重に治療法が検討されます。

いろいろな薬が使われる

不整脈の治療では、いろいろな薬が目的に合わせて使われる

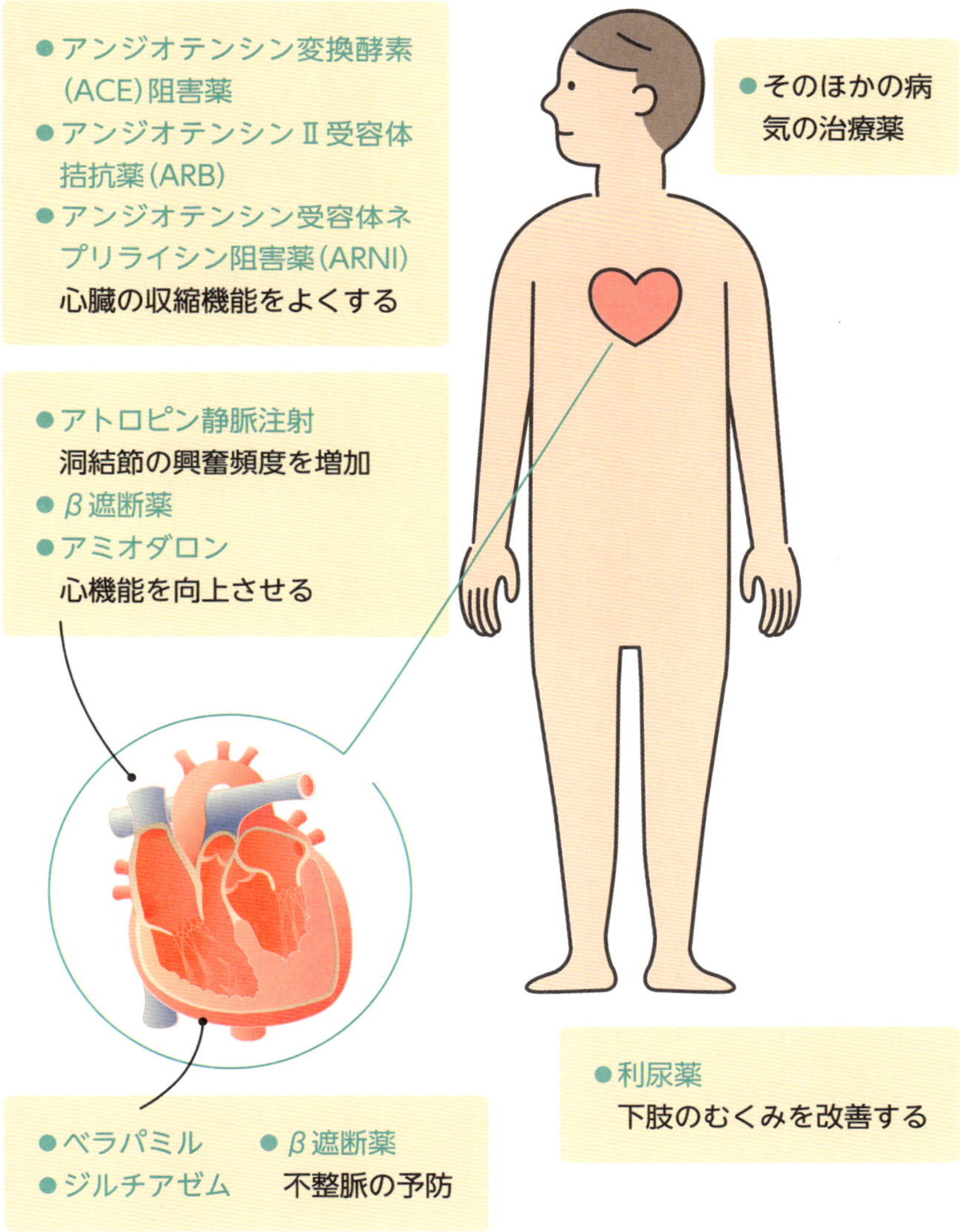

薬物使用中の注意

のみ合わせや副作用に注意

薬を正しく使用している場合でも副作用が起こることがあります。また、ほかの薬や飲食物などの影響で予期せぬ反応が出ることがあります。

不整脈の治療で用いられる薬では、とくにカルシウム拮抗薬とグレープフルーツ果汁の組み合わせに注意が必要です。これらは一緒に摂ると、グレープフルーツに含まれるフラノクマリン酸が作用して薬の効果が強く出過ぎてしまうことがあります。これは生のグレープフルーツだけではなくジュースやゼリーなどの加工品でも起こることがあります。また、グレープフルーツの果肉だけではなく、皮にもフラノクマリン酸が含まれているので注意が必要です。

一方、抗凝固薬のなかには、納豆などと一緒に摂取すると働きが弱まってしまうものもあります（86ページ）。セント・ジョーンズ・ワート（セイヨウオトギリソウ）などのサプリメントもまた異なる機序で、抗凝固薬の働きを弱めてしまいます。

薬を処方されたら説明をよく聞き、説明書きを保管しておきましょう。

薬を使用し始める前に、医師または薬剤師にどのような働きをするか、どのような副作用が起こり得るか確認しておくことが大切です。

体調の変化に気づいたら、すみやかに医師または薬剤師に相談しましょう。

また副作用があっても、薬から得られる利益のほうが大きい場合もあります。自己判断で使用を中止せず相談することが大切です。薬の種類を変えたり、量を調整することで改善できることもあります。

予期せぬ作用があったときの対処法も確認しておくとよいでしょう。

使用する薬をきちんと管理

心房細動の治療中は、心房細動の治療のために使用する薬のほか、いろいろな薬を組み合わせて使用することがあるので、どんな薬を使用しているか正確に把握することが大切

複数の薬を使用することがあるので、
正確に把握することが大切

- 副作用
- のみ合わせ
- 薬の働きが重複する

などのトラブルを防ぐことができる

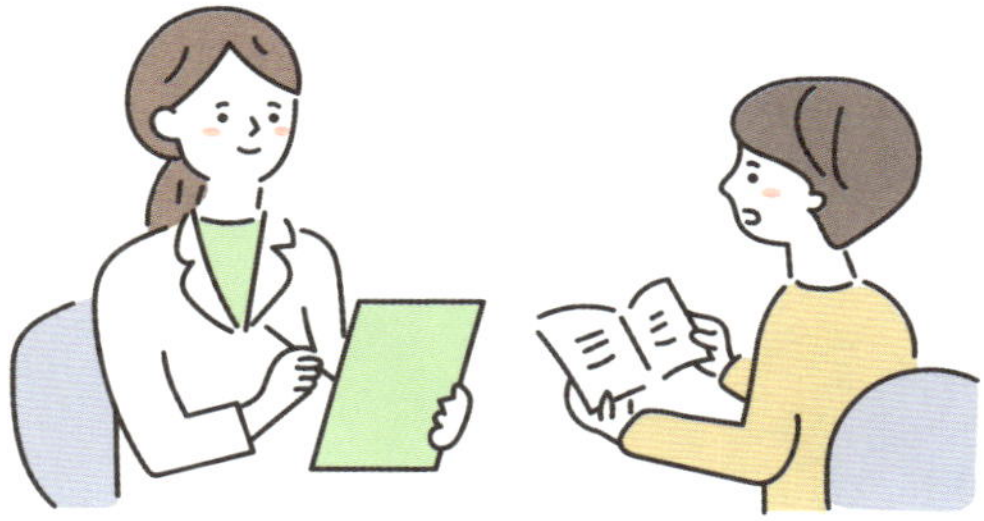

食べ合わせに注意

カルシウム拮抗薬

グレープフルーツの果実・ジュースを同時にとると、薬が効きすぎて血圧が下がる恐れがある。グレープフルーツを摂取するときは、服用後２～３時間はあけたほうがよい

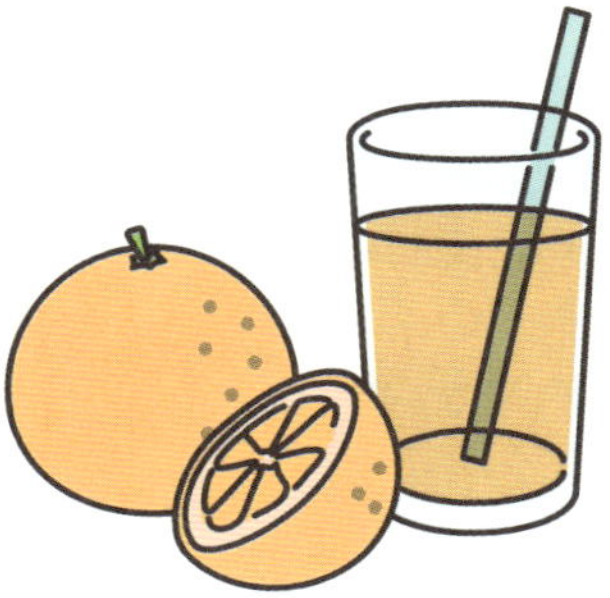

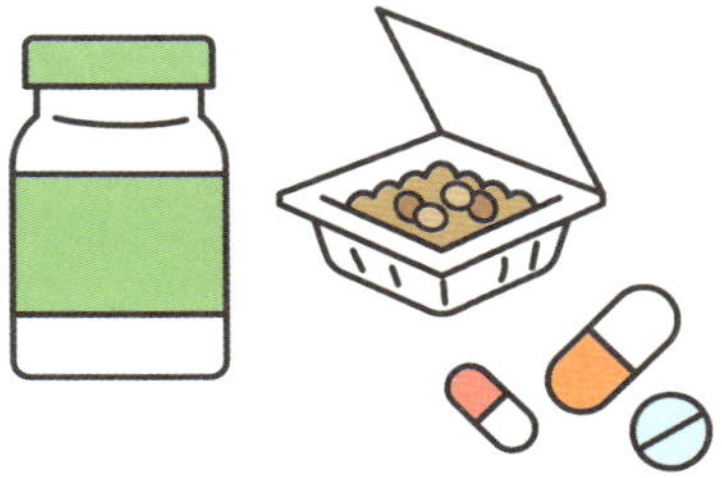

抗凝固薬

納豆やセント・ジョーンズ・ワート（セイヨウオトギリソウ）などと一緒に摂ると薬の働きが弱くなってしまうものがある

Column

薬を使用するときの注意

不整脈の治療で薬を使用するときには、副作用が起こることがあります。薬の服用後は自分自身でも体調の変化をチェックしておくようにしましょう。

抗凝固薬は出血が止まりにくい、抗不整脈薬は不整脈の副作用があるなどが知られています。また、めまいや吐き気、嘔吐、食欲不振、下痢、頭痛、不眠、幻視、幻聴、発熱、発疹、貧血などがあらわれることもあります。

このほかにも薬の使用中に体調の変化に気づいたら、早めに医師に相談しましょう。とくに以下の症状が出た場合は、使用をやめ、すぐに医師の診療を受けてください。

- 動悸、胸痛、意識障害［心室頻拍、心室粗動、心室細動］
- 呼吸困難、急激な体重増加、むくみ［心不全］
- 発熱、関節の痛み、筋肉痛［SLE様症状］
- 発熱、のどの痛み、体がだるい［無顆粒球症］
- そのほか、急な体調の悪化、痛みなど

また薬の使用方法や、使用上の注意はよく確認し、必ず守りましょう。薬を減らしたり、中止する際も自己判断は避け、医師に相談しながら調整を行います。

不整脈の治療に使用する薬は、長く使用するものもあれば、一定期間発作が治まっていれば中止を検討できるものもあります。

第 4 章

不整脈の非薬物療法

不整脈の非薬物療法には、カテーテルアブレーション、除細動器やペースメーカーなどの植込み型心臓電気デバイス、また手術などいろいろな選択肢があります。どんなものがあるかみていきましょう。

どんなときにどんな治療？

カテーテルや植込みデバイスなどがある

不整脈の治療は患者さんごとに治療と目指すゴールがさまざまです。根治を目指す治療も選択肢が増えてきましたが、侵襲的な治療はこわいから受けたくないという方もいるでしょう。一方で積極的に治療をしたいという人もいます。

ここでは非薬物治療を中心にみていきましょう。不整脈の非薬物治療には、カテーテルや、植込みデバイスによるものがあります。

カテーテルアブレーションは、心房細動、発作性上室頻拍、心室期外収縮、心室頻拍などの根治を目指した治療として、近年主流となってきた治療法です。カテーテルという細い管を用いて、電気信号の異常の発信源を焼き切ります。高周波電流で焼き切るもののほか、いろいろな方法があります。

ペースメーカーは、洞不全症候群や房室ブロックなどの徐脈性の不整脈の減弱した電気信号を補う目的で行います。ペースメーカーという電池を内蔵した小さな機械を胸部に植え込み、心臓に取り付けて、一定のリズムの電気刺激を発振します。

心室細動など危険な不整脈のリスクが高い場合は、細動に反応して電気ショックを発し、それを止める除細動器という装置（ＩＣＤ）を植え込む治療を行うことがあります。また、電気信号の伝導が悪くなることで拍動のタイミングがずれてしまう心室内伝導障害がみられるケースでは、ずれを補正するための装置を心臓に植え込む治療を行うことがあります。この治療法は心臓再同期療法といいます。

このような胸部に植え込んで電気信号を制御する装置を、植込みデバイスと呼びます。

さらに外科治療などの選択肢もあります。

不整脈の非薬物療法

不整脈の薬物療法以外の治療法には、カテーテルや、植込みデバイスによるものなど、いろいろな選択肢がある

非薬物療法

- カテーテルアブレーション
- 除細動
- ペースメーカー
- 外科治療

心房細動において薬物療法は「コントロール」が主だったが、非薬物療法では「根治」を目標とするものも

治療する場合はタイミングを逃さないことが大切

カテーテルアブレーション治療成績

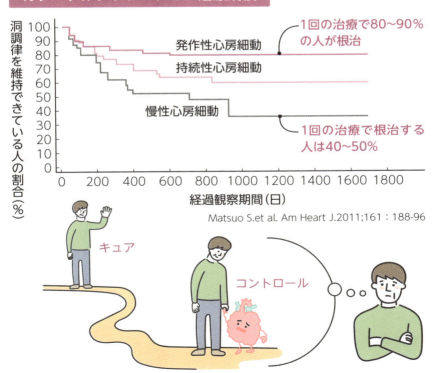

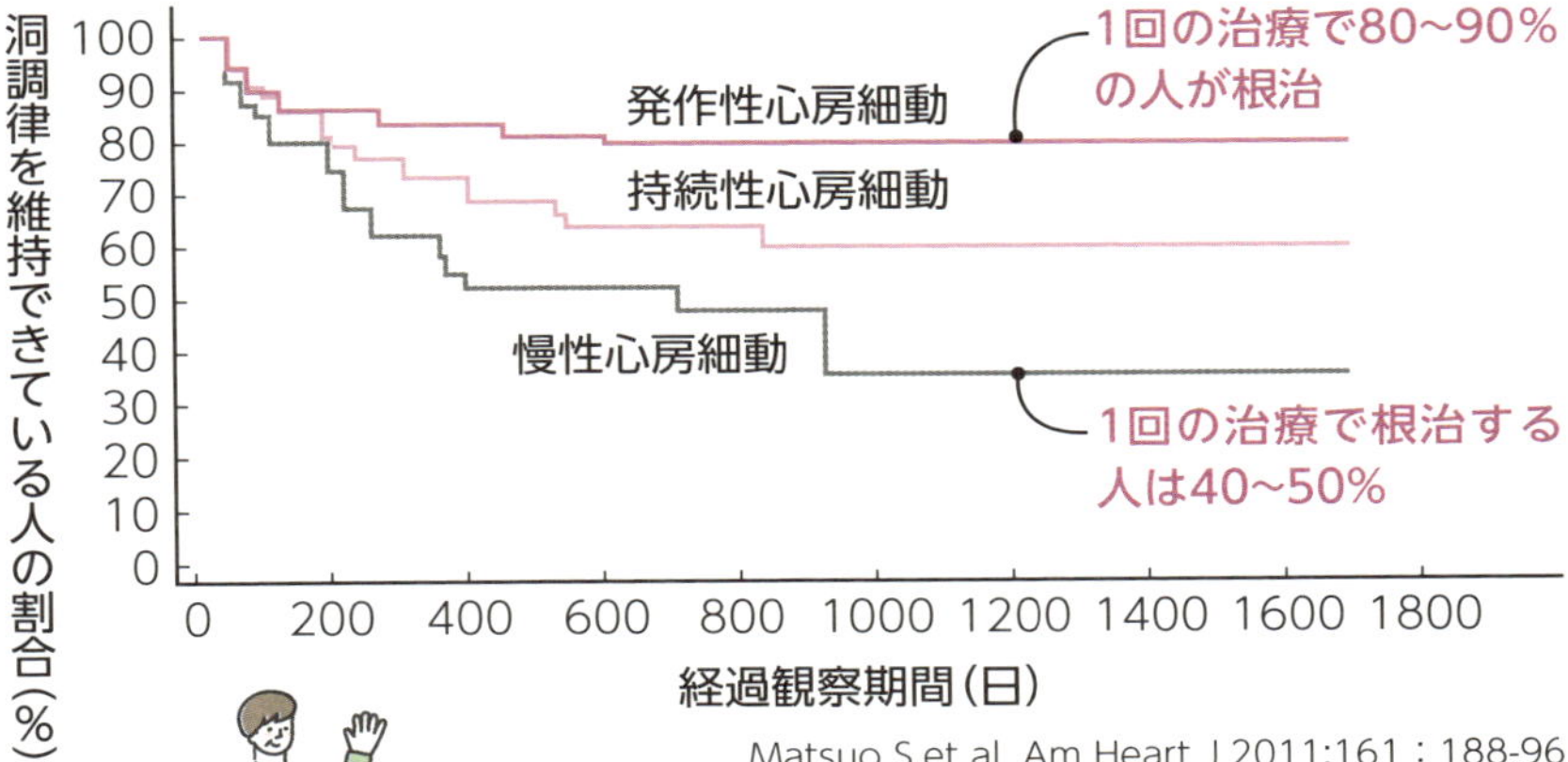

Matsuo S.et al. Am Heart J.2011;161：188-96

心房細動へのカテーテル治療

カテーテルアブレーションとは

不整脈に対するカテーテルアブレーションによる治療は1980年代ごろから用いられてきましたが、当初は不整脈のなかでも心房細動の治療は難しいとされてきました。これが心房細動にまで適応が広がってからは多くの症例の根治を目的とし、件数を重ねています。

現在では、心房細動の根治治療としてはカテーテルアブレーションが第一選択です。

カテーテルアブレーションは、心房細動の発生を抑え、動悸、めまい、胸部不快感の改善に効果があります。治癒率は不整脈の進行具合で変わり、初期段階である発作性心房細動では約80～90％、持続性心房細動では約60～70％、長期持続性（慢性）心房細動では約50％です。

また、心不全や脳梗塞を予防する効果は、薬単独での治療よりも優れていることが報告されています。

薬を使用した心房細動の治療では、基本的に根治は望めないため、薬をのみ続けなくてはなりませんが、カテーテルアブレーションにより根治した症例で、とくに基礎疾患がない場合は、薬をのまなくてよくなることもあります。

カテーテルアブレーションの「アブレーション」というのは焼灼《しょうしゃく》という意味で、特定の部位を加熱して焼く治療のことを指します。

そして、現在ではカテーテルアブレーションの技術はさらに進歩をとげ、種類も増え、冷凍凝固（クライオ）によって治療する方法に代表されるバルーンカテーテルを用いるもの、電気パルスを用いるものなど、さまざまな選択肢があります。

カテーテルアブレーション

脈が速くなる頻脈性不整脈に対する根治的治療法。大腿の付け根（鼠径部）の血管から長くて細いカテーテルを挿入し、心臓まで到達させ治療を行う

カテーテルアブレーションのしくみ

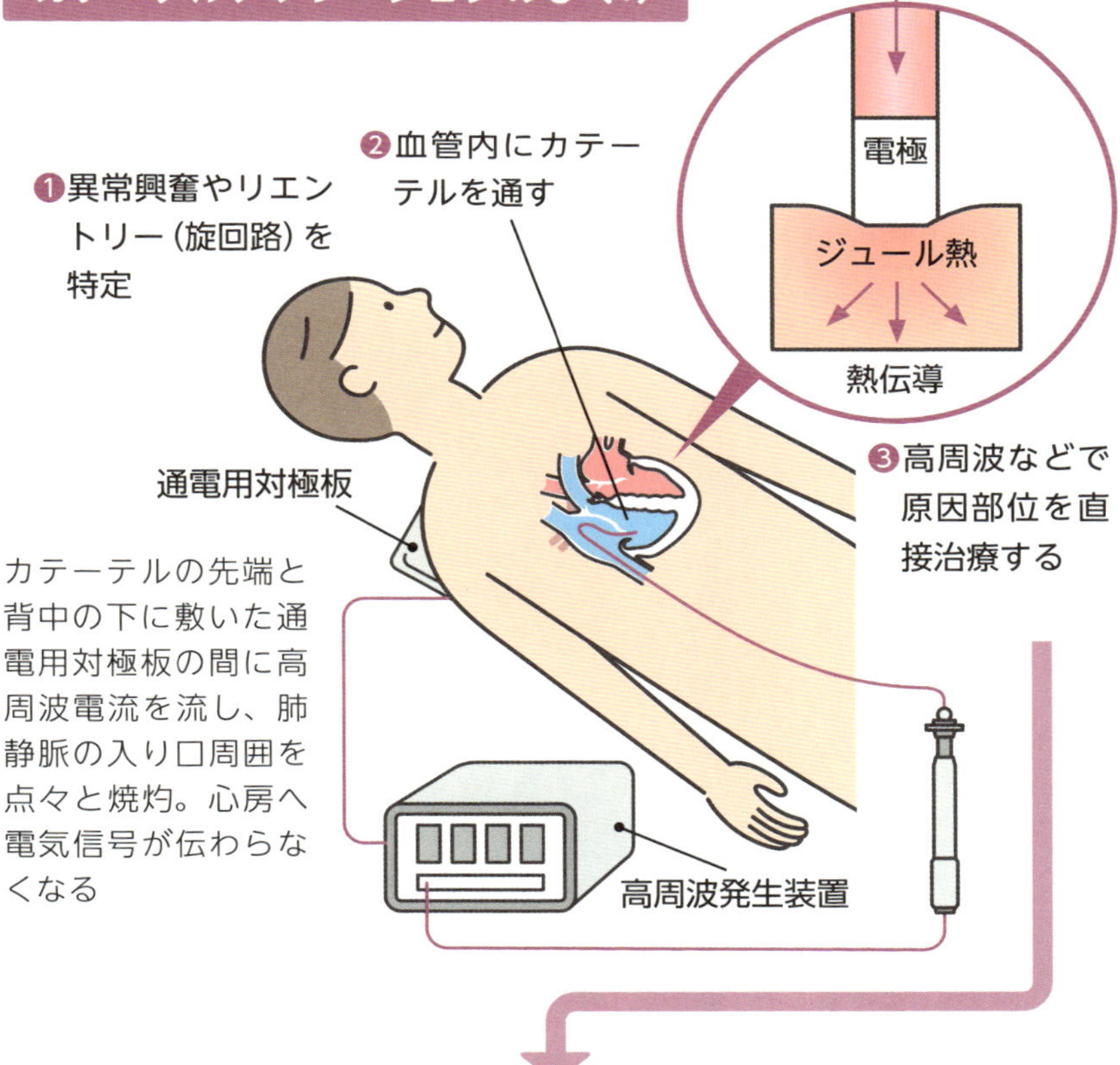
高周波通電
電極
ジュール熱
熱伝導
❶異常興奮やリエントリー（旋回路）を特定
❷血管内にカテーテルを通す
❸高周波などで原因部位を直接治療する
通電用対極板
カテーテルの先端と背中の下に敷いた通電用対極板の間に高周波電流を流し、肺静脈の入り口周囲を点々と焼灼。心房へ電気信号が伝わらなくなる
高周波発生装置

焼灼によって変性した組織は不整脈が起きなくなる

上室頻拍、WPW症候群、心室頻拍、心房粗動、心房細動などの不整脈に適応がある

カテーテル手術は負担が少ない

カテーテルアブレーションを行う際は、精密検査を行って、原因となっている異常の発生個所やリエントリーが起きている場所を特定しておきます。

鼠径部の血管から直径2㎜程度の細くて長いカテーテルを挿入し、心臓まで到達させます。あらかじめ背中側に通電用の対極板を貼っておき、高周波を発生させることで、カテーテル先端の温度を高め、治療を行います。

多くの心房細動は、左心房にある肺静脈内やその周囲から発生する異常な電気信号をきっかけに起こるため、通常4本の肺静脈の周囲に対して、カテーテル先端の金属から高周波電流を流し、約50〜60℃程度の熱で焼灼し、異常な電気信号が、心臓全体に伝わらないようにします。

肺静脈からの異常な信号が心房へ伝わらないように隔離するので肺静脈隔離術と呼ばれます。

肺静脈以外からの異常信号が原因となる場合や肺静脈隔離術のみでは完治しない場合は、追加治療が必要となることもあります。

カテーテルアブレーションは、開胸して行う治療に比べて体への負担が小さくて済みます。

手術は、手術室もしくは血管造影室で行い、手術時間は、およそ2〜4時間です。治療から3〜6時間後には歩行可能としている施設も多いです。手術中は局所麻酔に加えて静脈麻酔を行うので、痛みはほとんどありません。治療を受ける医療機関にもよりますが、入院期間は多くの場合で3泊4日（手術日の翌々日に退院）程度です。

心房細動へのカテーテルアブレーションでは副作用が起こることはまれですが、1％程度の方に脳梗塞を含めたなんらかの合併症が生じることがあります。また、術後に心房細動が再発する可能性もあります。

肺静脈隔離術

心房細動はそれほど進行していない場合は肺静脈に限局していることが多く、肺静脈隔離法で左心房との電気信号を遮断することで治療できる

肺静脈隔離術

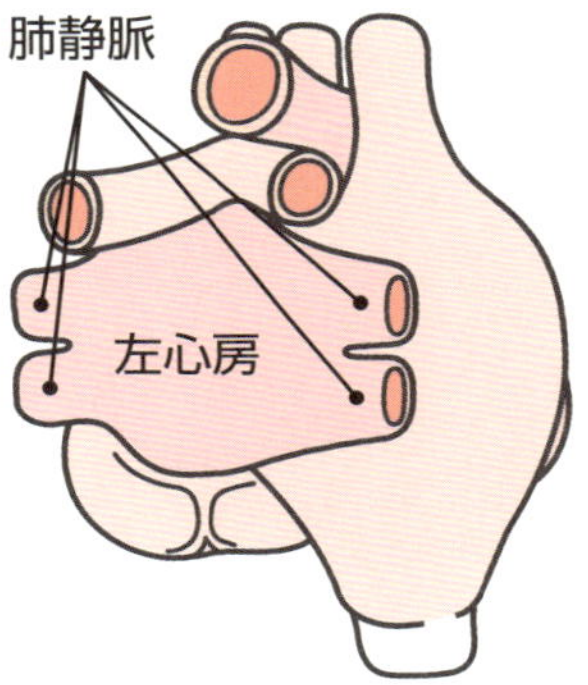

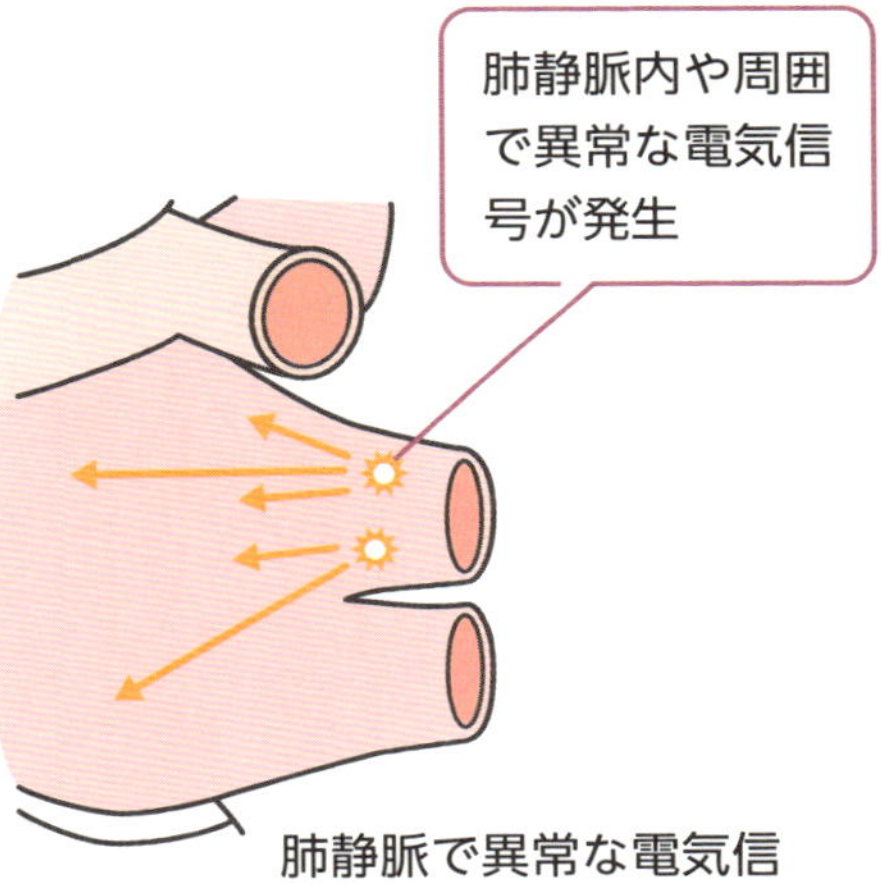

肺静脈で異常な電気信号が起きても、心房まで伝わらなければ心房細動は起きない

肺静脈隔離アブレーション

成功すれば心房細動は起きなくなる

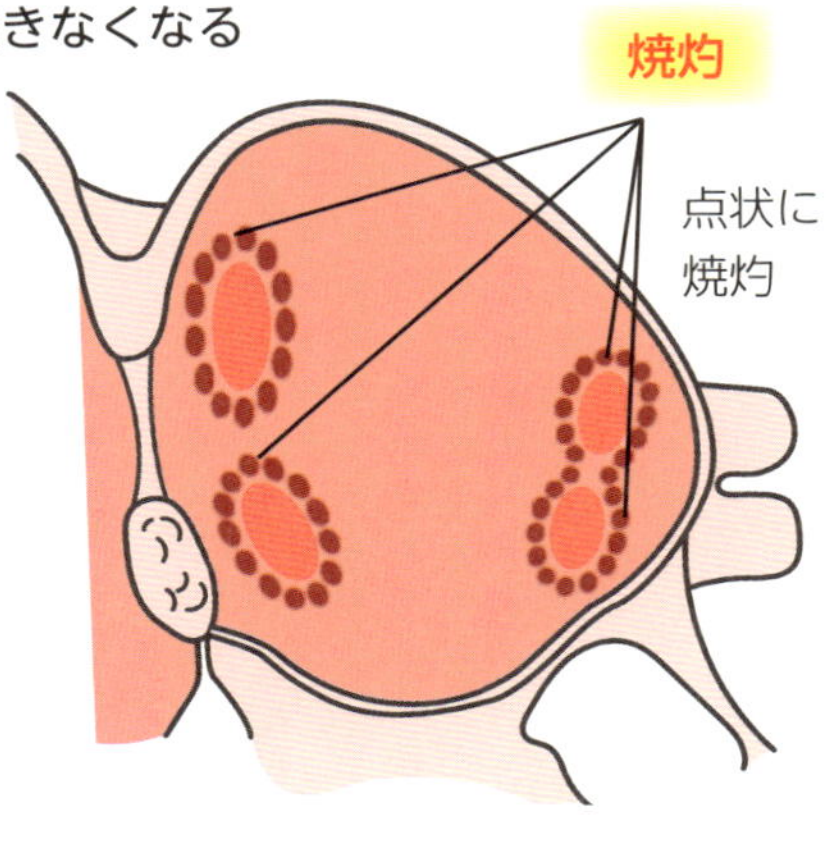

電気信号が遮断される

多くは肺静脈の入り口周囲の治療でよいが、ほかの場所に異常な電気の発生源がある場合は治療範囲を広げることがある

- 開胸手術より負担が少ない
- 副作用はまれ
- 再発する可能性もある

いろいろなカテーテル手術

新しい選択肢が増えている

バルーンカテーテル手術は、不整脈の治療に用いるカテーテルアブレーションの新しい手法として登場しました。カテーテルによって血管のなかに、バルーン（風船）の形をした医療機器をしぼんだ状態で送り込み、目的の部位で膨らませ、肺静脈の入り口を閉塞させるなどして治療します。バルーンカテーテル手術には、冷却（クライオバルーン）や加熱（ホットバルーン）、レーザー照射（レーザーバルーン）などの種類があります。そのほか、電気パルスを利用したものもあります。

●クライオバルーン

クライオとは冷却を意味します。クライオバルーンは冷凍技術を用いた治療で、バルーンカテーテル手術のなかでは、現在最も多く行われています。

カテーテル先端のバルーン内にマイナス80℃ほどに冷却されたガスを注入し、組織を冷凍壊《え》死《し》させて治療します。主に肺静脈隔離術に使用します。

医療機関や使用する機種にもよりますが、一般的にバルーンを膨らませたときの直径は約28㎜です。

事前にCT検査などで肺静脈の形態を調べ、手術中はX線などで肺静脈が左心房に入ってくる場所をバルーンがふさいだことを確認し、バルーンを冷却して異常のある心筋を冷凍凝固、壊死させます。画像で確認するために造影剤を使用します。

クライオバルーンのメリットとして、冷気を利用するので組織温度が上がることがなく、心筋や周囲組織への障害が熱を用いた焼灼より少なく、より安全に治療を行うことができます。また、手術が比較的容易なために施設間・術者間の成績差が少ないことも報告されています。

バルーンカテーテル

カテーテルによって血管のなかにバルーンをしぼんだ状態で送り込み、目的の部位で膨らませることで治療を行う技術も用いられる

クライオバルーン

目的の部位でバルーンを膨らませ、冷凍壊死させて治療する

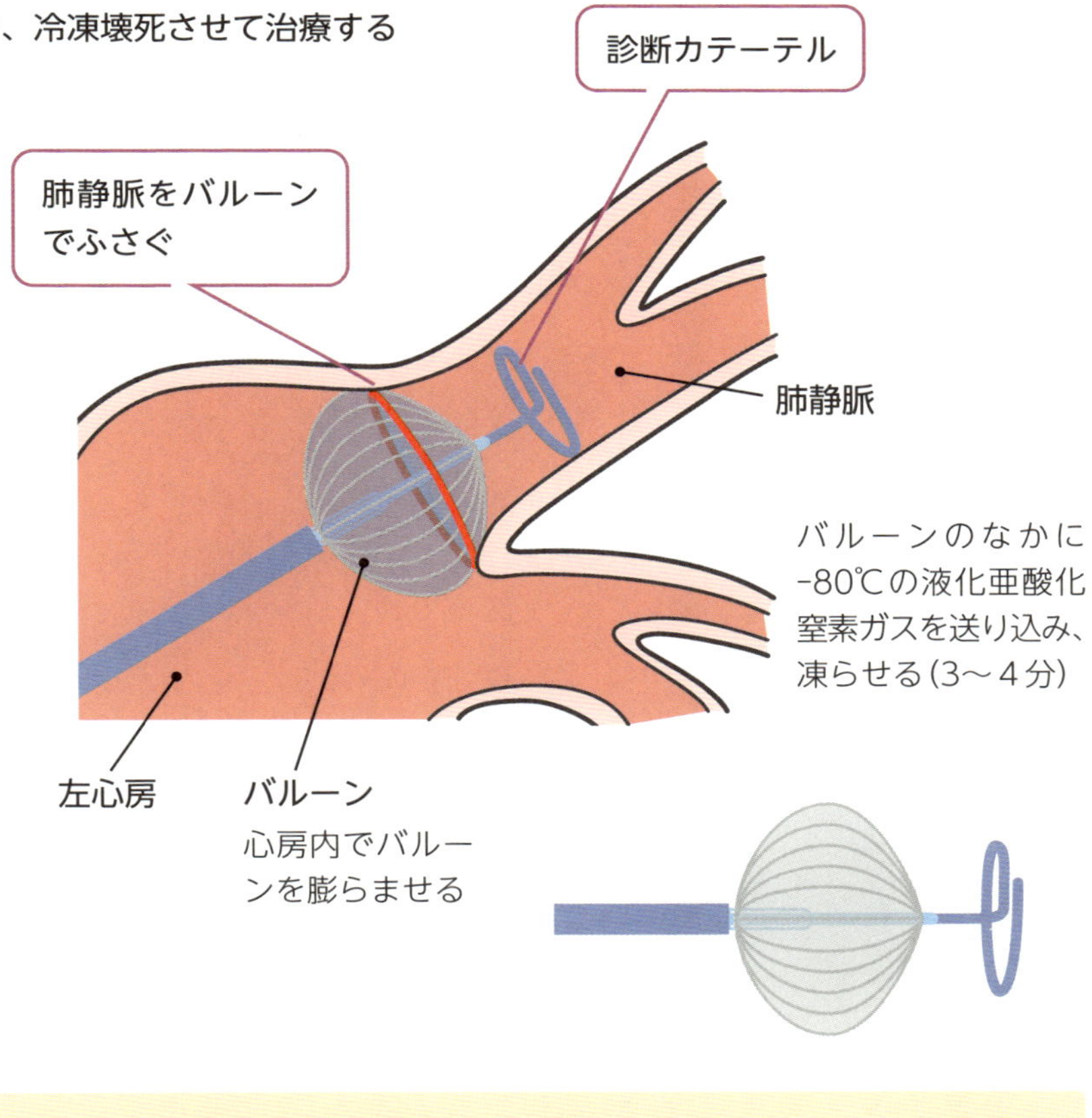

- 冷気を利用するので組織温度が上がることがない
- 心筋や周囲組織への影響が少なく、より安全

●ホットバルーン

ホットバルーンカテーテルは、日本で開発された医療機器で、２０１６年頃より実用化された新しい技術です。

肺静脈隔離術を行う際にバルーンを各肺静脈入口部で膨らませて血管を閉塞させるところまではクライオバルーンと同様です。

ホットバルーンは、バルーンのサイズを肺静脈のサイズに合わせて変更できるという特徴があります。これにより、より適切な部位で閉塞が行えます。また肺静脈径が大きい患者にも有益です。

肺静脈を閉塞させた後、バルーンに接触した組織を高周波電流による熱エネルギーで焼灼します。通常のカテーテルアブレーションとは異なり、高周波電流は組織には流れず、バルーン内に充填《じゅうてん》された液が加熱されます。そのためバルーン全体が温まり、全周囲的に治療を行います。

●レーザーバルーン

洋ナシ状のバルーンに内視鏡を搭載した新しいバルーンシステムで、２０１８年頃から実用化されました。バルーンで肺静脈を閉塞させた状態で内視鏡を通じてバルーンが接触している心筋を直接観察しながら波長９８０㎚（ナノメートル）のレーザー光を照射することで熱を発生させ焼灼します。

●パルスフィールドアブレーション

また、瞬時に高頻度の電圧刺激（電気パルス）をかけることで細胞に穴をあけ、細胞死を誘導するパルスフィールドアブレーションという治療法も登場しました。熱を介さず、標的とした心筋のみを特異的に治療するため、周辺臓器への影響が少なく安全です。

また、従来の治療と有効性も同等で、安全性が高く、手術に要する時間も短くなることから今後さらに普及して、利用が増えると考えられます。

いろいろなカテーテルアブレーション

ホットバルーン

高周波電流により発生する熱エネルギーで、接触した心筋を一括して焼灼する

温度と通電時間の設定で、隣接する部位への影響を少なくできる

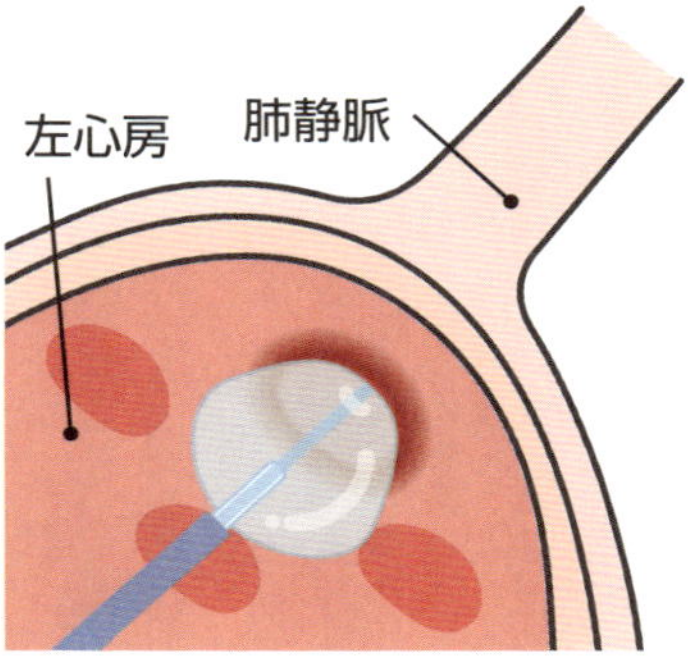

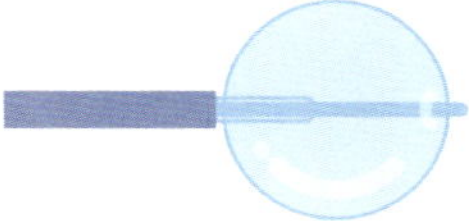

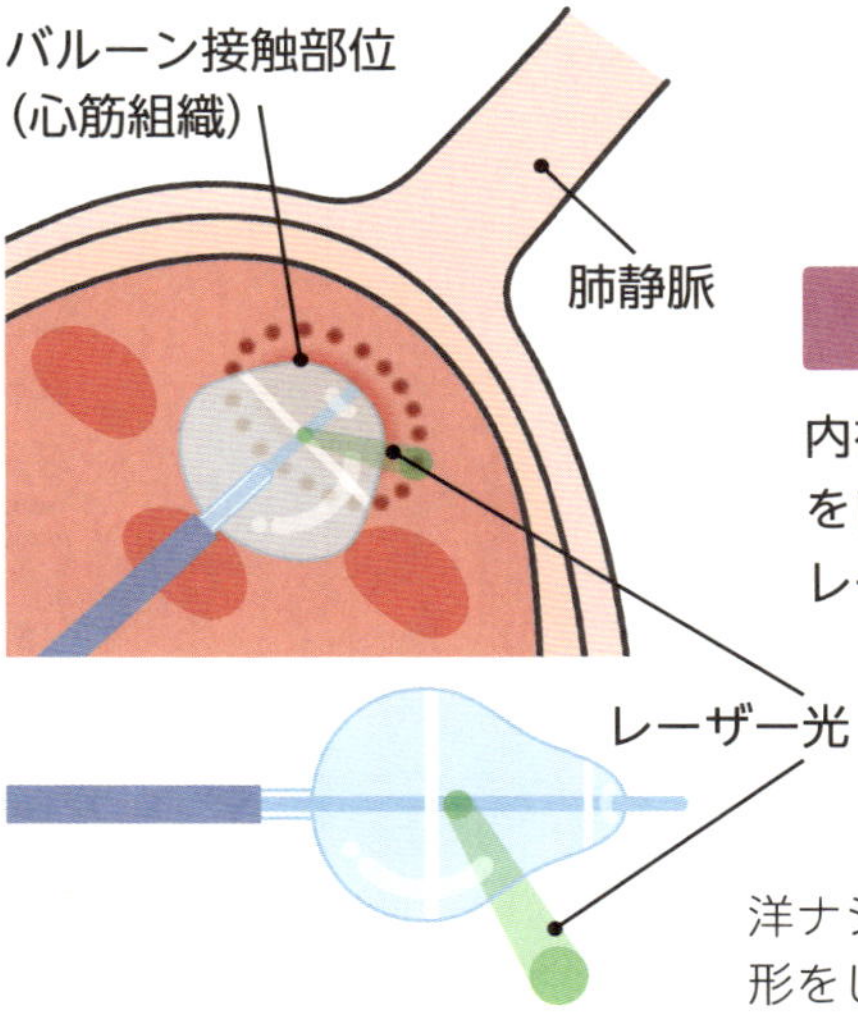

レーザーバルーン

内視鏡でバルーンが接触している心筋を直接観察しながら、波長980nmのレーザー光を照射し心筋を焼灼する

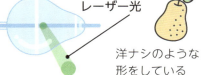

洋ナシのような形をしている

- 焼灼部位の内膜損傷が少ない
- 再発が少ない

パルスフィールドアブレーション

電気パルスを使用し、標的となる心筋を選択的に治療
熱を使わないため周囲への影響が少ない

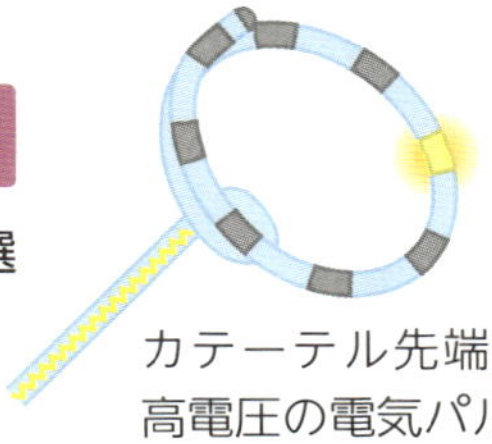

カテーテル先端の電極から高電圧の電気パルスをかけ、原因箇所を細胞死させる

そのほかの不整脈へのカテーテル治療

リエントリー回路を切断する心房粗動への治療

心房粗動も心房細動と同様に脈が速くなり、心房が規則正しく速く動く病気です。心房は約３００回、心室は70〜１５０回程度で動きます。

反時計方向に刺激が回る通常型心房粗動と、時計方向に刺激が回る非通常型心房粗動があります。

通常型心房粗動は、心房粗動のなかで最も頻度が高いもので、右心房内に三尖弁と下大静脈の間を通り、三尖弁輪に沿って大きく一周する興奮伝導路が存在し、この伝導路に刺激が伝わると、右心房内を刺激が旋回（マクロリエントリー）し、心房粗動が発生します。

通常型心房粗動の治療方法は、高周波カテーテルを使用して電気信号の通り道である三尖弁と下大静脈の間に線状に焼灼を加えます。

心房粗動に対するカテーテルアブレーションは効果が高く、95％以上が1回の治療で完治します。

非通常型心房粗動は、以前に心臓手術を受けたことのある方や心臓病をもっている人に発生することが多い頻拍です。リエントリーを起こす回路は人それぞれ異なるので、三次元マッピングシステム（１１６ページ）で、詳細に電気の通り道を調べ焼灼します。

回路の数も人により異なります。回路が1〜2個である場合の成功率は85％と良好ですが、3個以上ある場合はすべてを治療しきれないことがあり、成功率は70％程度です。

心房粗動へのカテーテルアブレーションは効果が高いですが、再発することもあります。

心房粗動へのカテーテルアブレーション

心拍数が極端に速くなる心房粗動は、カテーテルアブレーションにより完治が見込める

通常型心房粗動

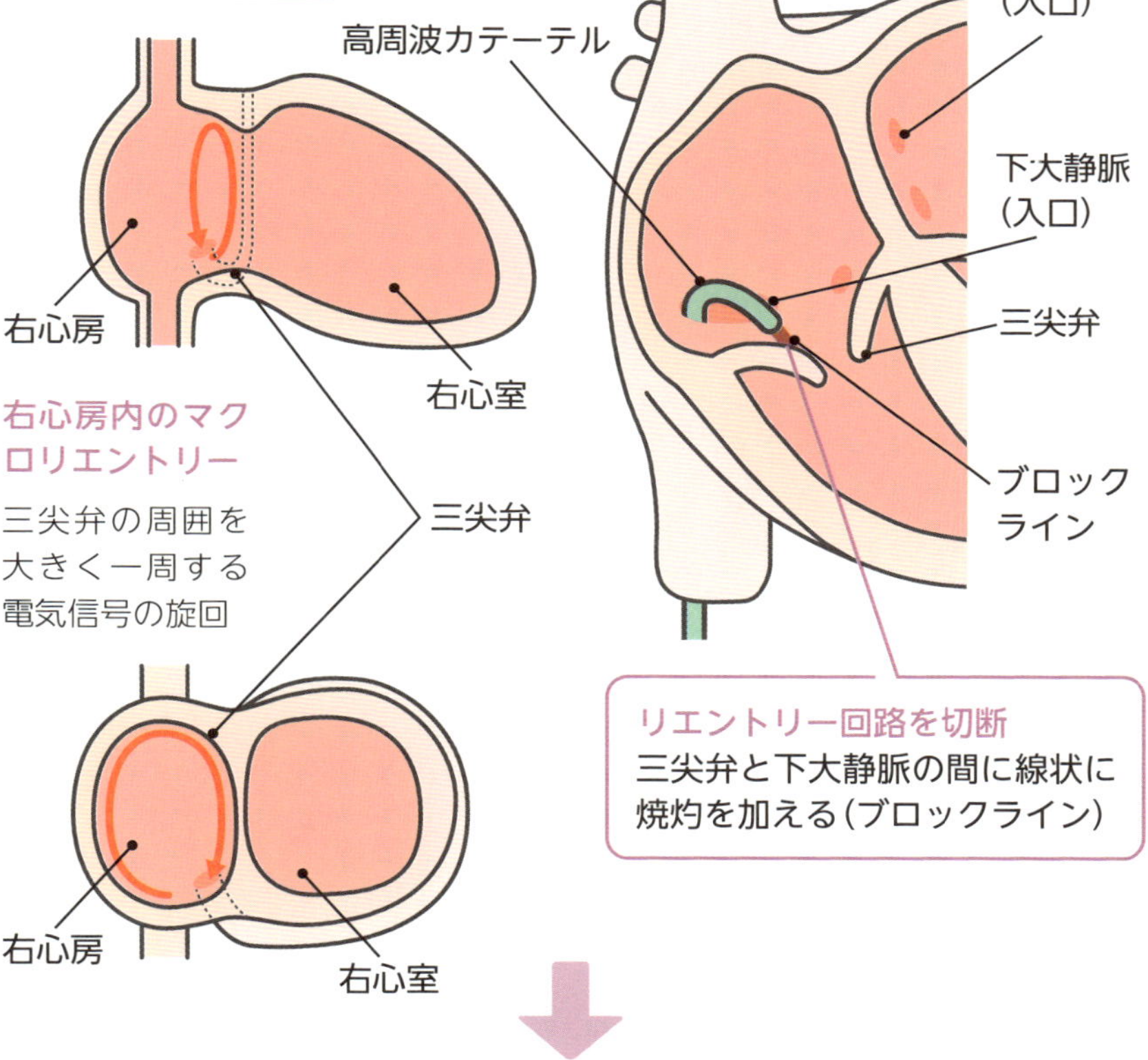

電気信号が旋回できなくなる

- 再発率が低い
- 治療効果が高く薬物治療が不要となるケースも多い

発作性上室頻拍

突然頻脈が起こり、しばらく続いたあとに突然止まる発作性上室頻拍は、原因のほとんどが房室結節回帰性頻拍と房室回帰性頻拍です。

代表的な上室頻拍である房室結節回帰性頻拍では房室結節内に旋回路があり、房室回帰性頻拍では心房と心室の間の弁輪部が旋回路に含まれます。

これらの上室頻拍の治療には、カテーテルアブレーションが効果的です。高周波カテーテルを使用して旋回路へ焼灼を行います。この治療により永続的に完治させることが可能です。上室頻拍に対するアブレーションの完治率は95%以上ですが、特殊なケースでは治りにくいものもあります。

手術時間は概ね2時間程度ですが、症例によっては数時間を要することもあります。合併症として、心臓周辺の出血である心タンポナーデ、正常な電気回路の損傷による房室ブロック、脳梗塞などの可能性がありますが、まれです。

心室性不整脈

心房で起こる不整脈だけではなく、心室性の不整脈に対してもカテーテルアブレーションによる治療を行うことがあります。心室は心臓のポンプ機能を担う部位のため、心室頻拍などは生命にかかわる可能性があります。

治療の方法は他の不整脈と同様で、不整脈の原因部位を調べ、高周波カテーテルで焼灼し治療します。

心室は心房と比較して心筋が厚いため、焼灼もそれに合わせて調整が必要です。そのため治療効果は症例によって異なります。また、虚血性心疾患や心筋症などの基礎心疾患がある場合、原因部位が複数見つかることもあり、1回の治療では不十分な場合もあります。

手術時間は概ね3~4時間ですが、症例によってはさらに長い時間を要することもあります。

発作性上室頻拍へのカテーテルアブレーション

房室結節回帰性頻拍

心房の房室結節でリエントリーが起きている

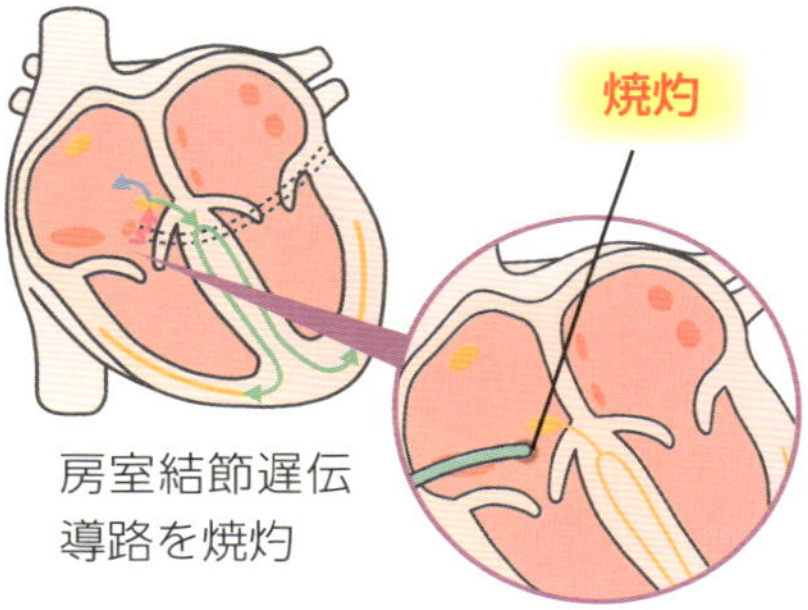

房室回帰性頻拍

心房と心室の間の弁周辺でリエントリーが起きている。WPW症候群の人に合併することが多い

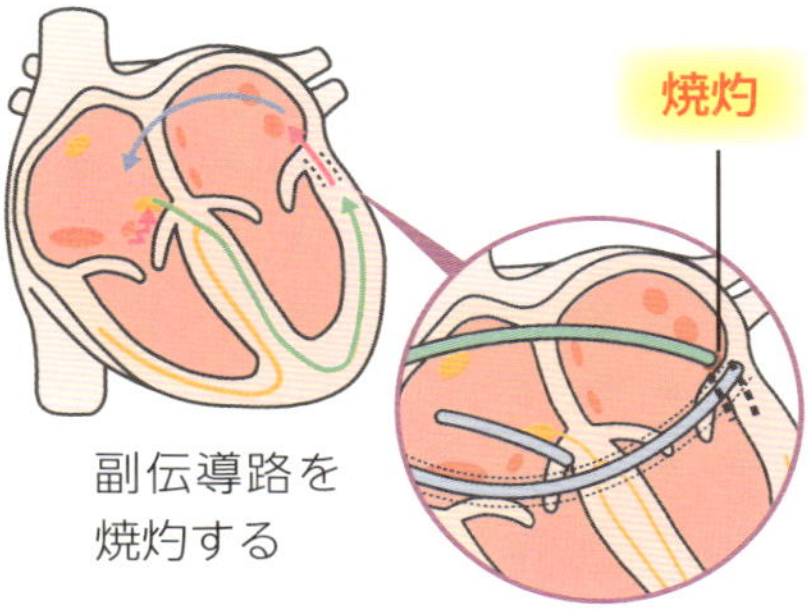

心室性不整脈へのカテーテルアブレーション

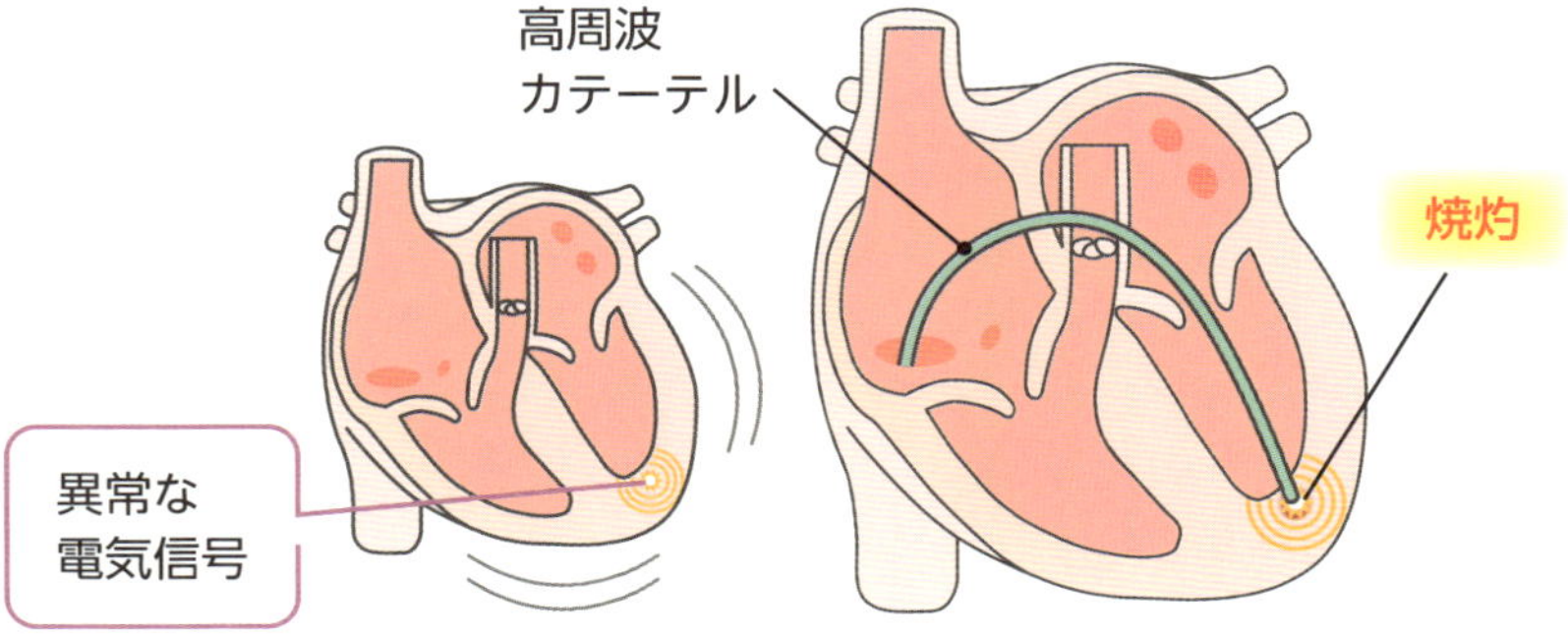

- 心室で頻拍が起きるものであり、基礎心疾患がある場合とない場合がある
- 異常の発生部位、または頻拍回路を特定し焼灼を行う
- 心室は心房より心筋が厚く、構造が複雑なため時間がかかる

3次元マッピングでより正確な施術を

3次元マッピングシステム

カテーテルアブレーションで、カテーテルの位置を確認する際、従来はX線を用いた平面の透視画像を頼りに行っていました。

現在は、心臓内へ留置するカテーテルに磁場情報を組み込むことで、透視画像を見なくても3次元的にその位置を描出することが可能となりました。これを3次元マッピングシステムといいます。近年のカテーテルアブレーションの進歩に大きく貢献した技術の一つです。基本的には、従来からのX線画像や心内心電図と併せて使用します。

術前に造影剤を用いて撮像したCT検査画像の情報を取り込み、3次元の立体画像を構築し、モニターに表示させます。その上に、カテーテルからの磁場情報を磁気センサーで感知、合成し、カテーテル先端が心臓内のどこにあるか立体画像上に示すことができます。これにより、あたかも心臓内を直接観察しているような状況でカテーテル操作を行うことができます。

3次元マッピングシステムを用いることで、X線による被ばくを低減することができるうえ、常にカテーテルの位置を描出しながら操作ができるので安全性も向上します。

また、位置情報に加えて、心臓内の多くの電気興奮を短時間で記録することができ、複雑な不整脈でも、頻拍が生じている回路や異常な電気信号の発生源の特定が可能となり、焼灼を行う部位を決定する際に役立ちます。

不整脈の詳細なメカニズムを視覚化することで、精度の高い不整脈診断と適切な治療により成功率が高まります。

3次元マッピングシステム

事前に撮ったCT検査画像と、磁力を利用したリアルタイムの位置情報を組み合わせることで、3Dの立体画像を描出できる

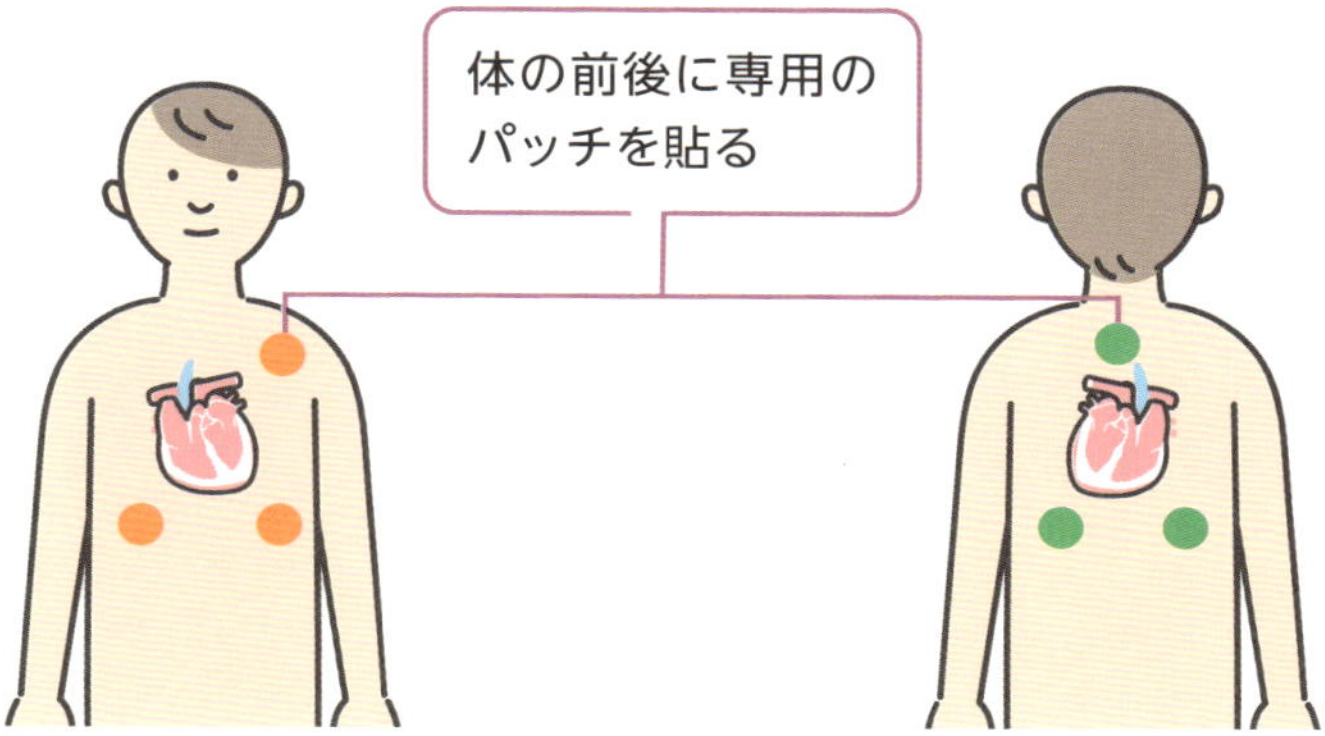

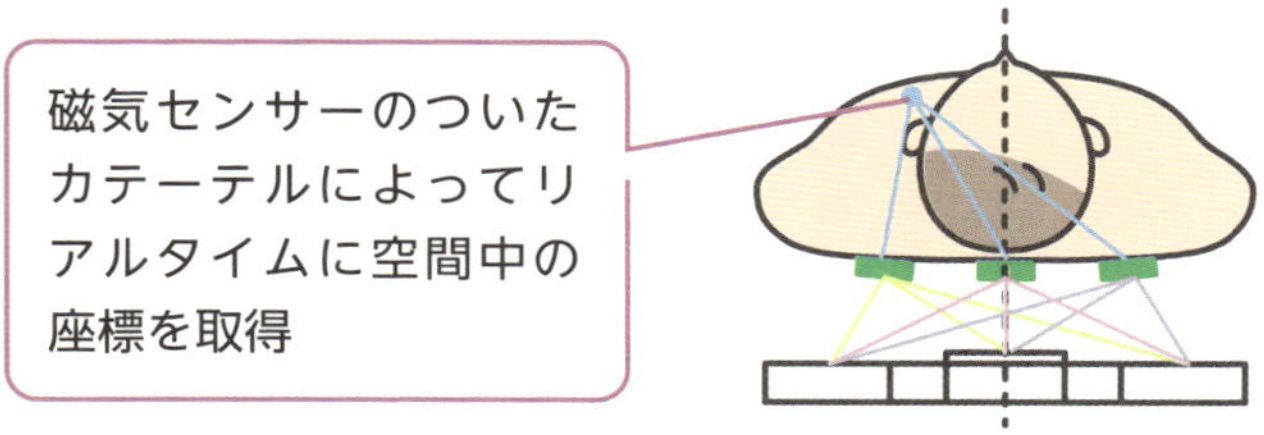

カテーテルの位置情報　体内の電気信号も色の変化で把握できる

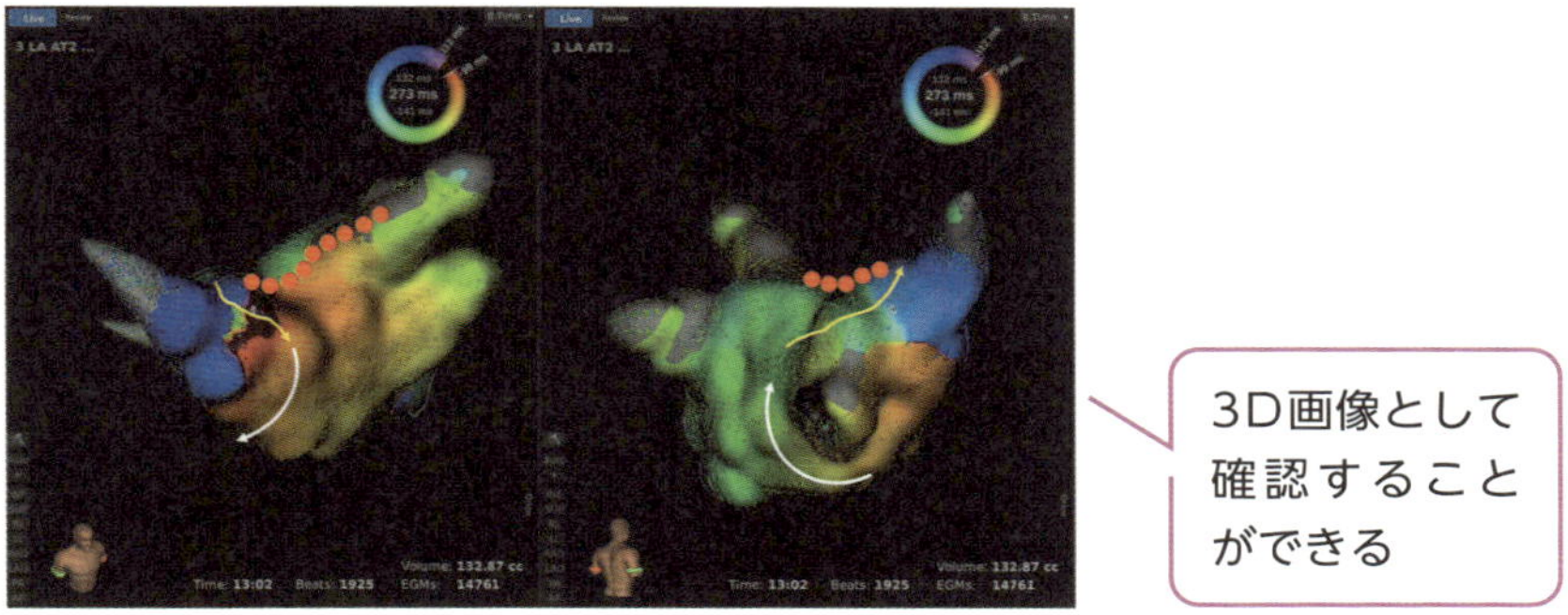

ペースメーカー

ペースメーカーが必要といわれたら

国内のペースメーカーの年間植込み件数は5万件を超え、累計患者数は約25万人と推定されています。65歳以上の高齢者の１００人に一人がペースメーカーを使用しているという推計もあります。

一般にペースメーカーは徐脈性不整脈で適応となります。心臓は、洞結節から電気信号が発生し、心臓全体に伝わることで収縮します。電気信号が十分に出なくなる洞不全症候群や電気信号が途中で途絶えてしまう房室ブロックでは、心拍数の著しい減少や心拍の停止などが起こり、心臓がポンプとしての機能を十分果たせなくなることがあります。息切れ、めまい、失神などの症状が起こることがあります。

ペースメーカーは、心電図検査で洞不全症候群や房室ブロックなどによる徐脈が確認され、さらに徐脈により失神やふらつきなどの症状が起こるようなケースで、抗不整脈薬が有効でない場合、合併症により抗不整脈薬によるリスクがある場合に用いられます。徐脈による症状があまり強くない場合は選択されません。

ペースメーカーは、本体は体外に置き、電線（リード）のみを心臓につなげる一時的なものもありますが、通常は手術によって胸部に植え込み、自動で電気信号を発し不足した心拍を補います。

植え込み後は、トラブルがないか確認するため定期的な受診が必要です。

なお、高齢になるとめまいやふらつきは珍しい症状ではなく、一時的な低血圧や貧血、また、使用している薬の影響で起こることもあります。これらの症状があっても、ペースメーカーが本当に必要かどうかは確認が必要です。

ペースメーカーで心拍を補う

洞不全症候群や房室ブロックなどの病気では、不足した電気信号を補完してくれるペースメーカーが必要となることがある

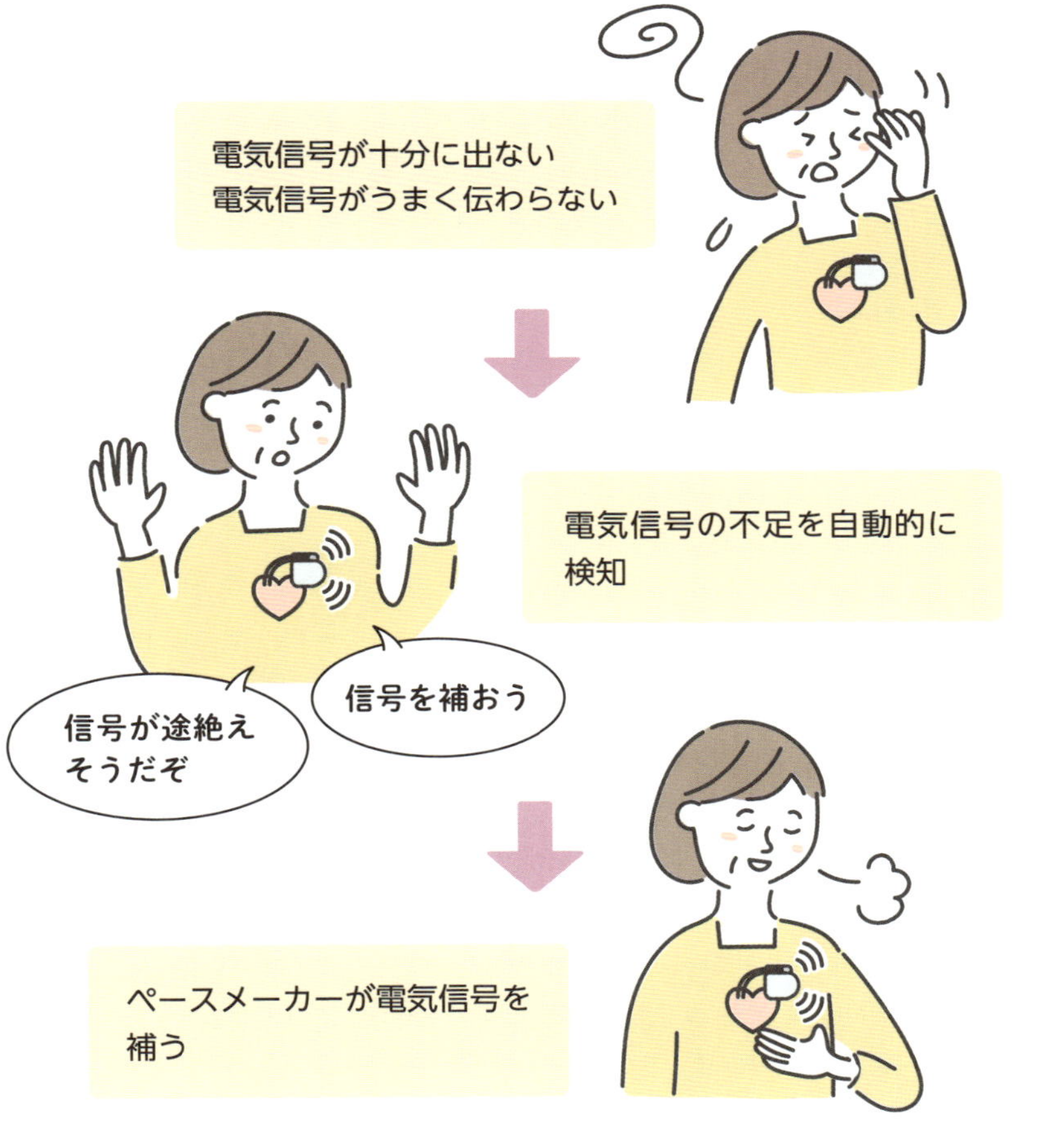
電気信号が十分に出ない
電気信号がうまく伝わらない
電気信号の不足を自動的に検知
信号が途絶えそうだぞ
信号を補おう
ペースメーカーが電気信号を補う

- 徐脈性の不整脈で症状が強い場合に使用される
- 本体を皮下に植え込む方法が一般的

ペースメーカーの植込み手術

ペースメーカーを植え込む手術は、7～10日ほど入院して行います。

ペースメーカーを植え込むのは、左右どちらかの前胸骨（鎖骨の下）の皮下で、利き腕と反対側に入れるのが一般的です。局所麻酔をしたうえで、皮膚を切開し、隙間（ポケット）を作成します。ここに直径4～5㎝、厚さが5～8㎜、重さ20g程度の電池内蔵の本体（ジェネレーター）を入れ、切開した場所に近い静脈（鎖骨下静脈）から心臓に細いリードを1本または2本入れ、反対側を電池につなぎます。

胸を開くような大がかりな手術ではなく、局所麻酔で済むような手術です。手術中も意識があり、手術をしたその日のうちに歩くことも可能です。手術後は傷からの感染症、出血、皮下の血腫、またはリードの移動などのトラブルがないかチェックし、しばらくは手術したほうの腕を激しく動かさないように注意します。重いものを持つことも控えます。

なお、ペースメーカーの電池の寿命は、機種や設定によって異なりますが、概ね6～8年ほどです。さらに電池寿命の長いものもあります。電池交換のために再び手術が必要ですが、電池交換の手術は約30分ほどと、初回の手術と比べて負担は軽くなります。

ペースメーカーを植え込むことで、自分の脈が出ないときにペースメーカーが代わりに電気を流してくれ、普通の人と変わらない生活を送れるようになります。

植え込み後は、ペースメーカーが正常に作動しているか3～6ヵ月ごとに定期的に検査を行います。

ペースメーカーは、患者さんの自宅から情報を送信する「遠隔モニタリング」に対応しているものが多く、機器の異常や不整脈の発生を早期に発見することが可能となっています。

胸の皮下にペースメーカーを植え込む

ペースメーカーの植え込みは鎖骨下の静脈からリードを通す方法が一般的。その場合は鎖骨より下の胸部の皮下にペースメーカー本体を植え込む

ペースメーカーの植え込み

リードを2本入れる場合

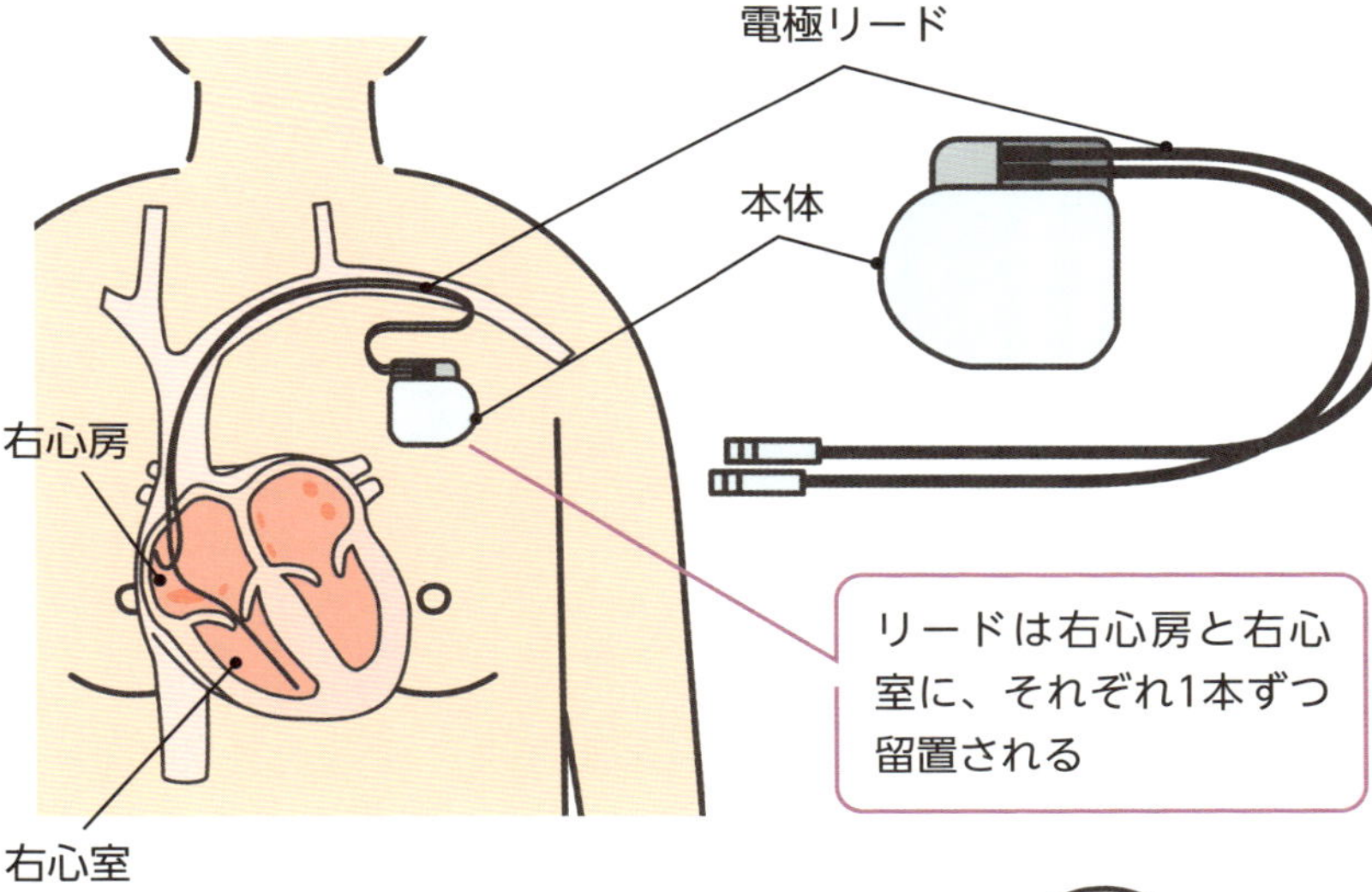
電極リード
本体
右心房
右心室
リードは右心房と右心室に、それぞれ1本ずつ留置される

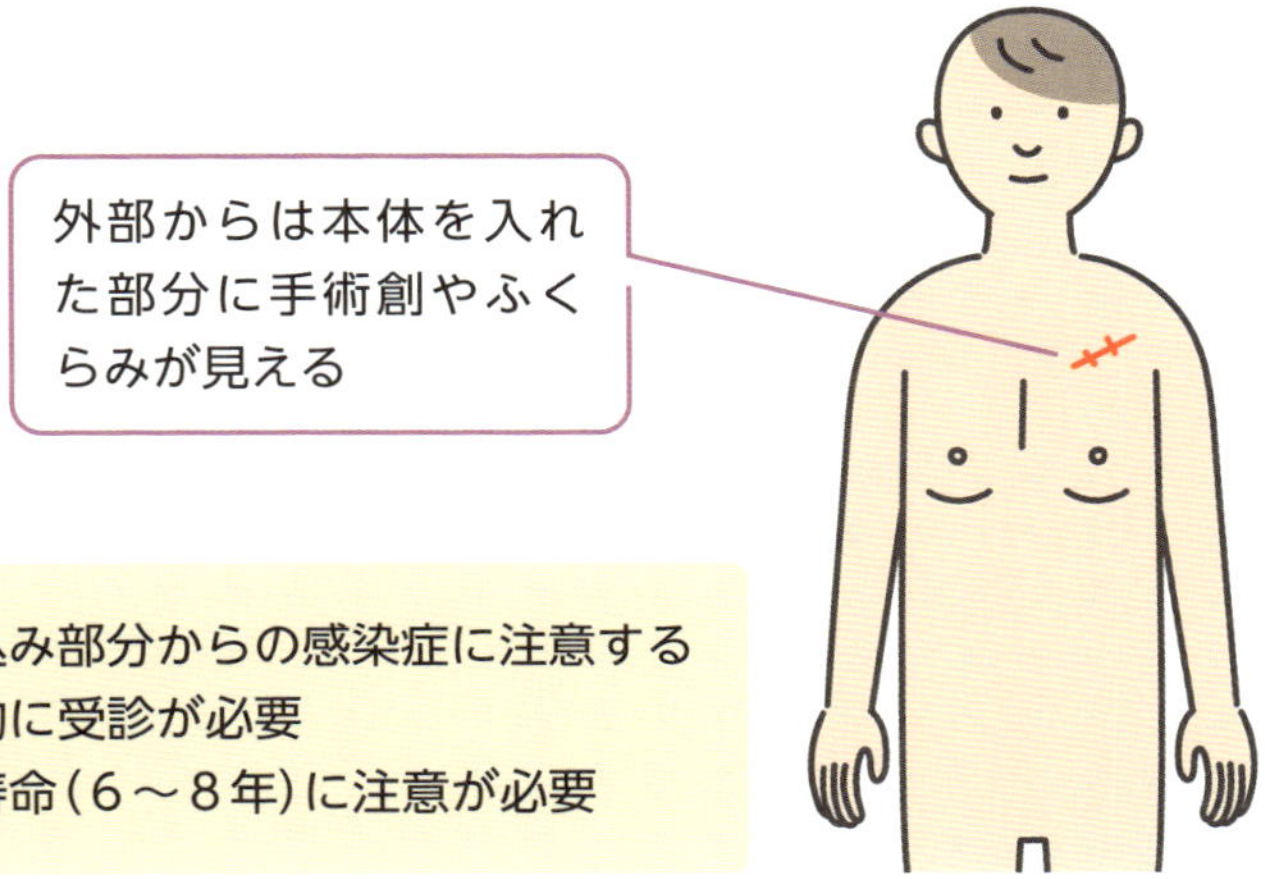
外部からは本体を入れた部分に手術創やふくらみが見える

- 植え込み部分からの感染症に注意する
- 定期的に受診が必要
- 電池寿命（6～8年）に注意が必要

リードレスペースメーカー

リードレスペースメーカーは、容積1cc、重さ1・75gと非常に小型のペースメーカーで、かつ電池を内蔵し、心臓内に直接設置するため、リード線がありません。

従来のペースメーカーと異なり、胸部の皮下ポケットや本体と心筋をつなぐ細長いリードが不要です。このため、鎖骨下の切開も不要で、設置も低侵襲となり、見た目も気にならないほか、感染症などのリスクが低くなります。

リードレスペースメーカーは小型のため、カテーテルを用いて植え込むことができます。カテーテルアブレーションなどと同様に、右足の付け根の静脈からカテーテルを挿入して、心臓まで到達させ、直接右心室の壁にペースメーカー本体を固定、留置します。手術にかかる時間は、およそ1～2時間ほどです。

ただし、現状の機能は、心室の人工の電気刺激による収縮（ペーシング）のみのため、ペースメーカーとしての機能は通常のものに比べて限定的です。ですから、リードレスペースメーカーはすべてのペースメーカーが必要な人に適している訳ではありません。

主な適応は、徐脈性心房細動、房室ブロック、一過性の洞不全症候群などです。とくに心停止、心室頻拍の既往がある人、心臓のポンプ機能が低下している人には推奨されます。

リードレスペースメーカーの電池の寿命は、設定にもよりますが、およそ12年といわれています。リードレスペースメーカーが電池寿命を迎えたときは、従来のペースメーカーのように電池交換の手術を行うのではなく、新規のリードレスペースメーカーを追加で植え込みます。

また、植え込み後も機器に異常がないか確認するため定期的な受診が必要です。

リードのないリードレスペースメーカー

リードレスペースメーカーは非常に小型で、心臓内に直接設置する

リードレスペースメーカー

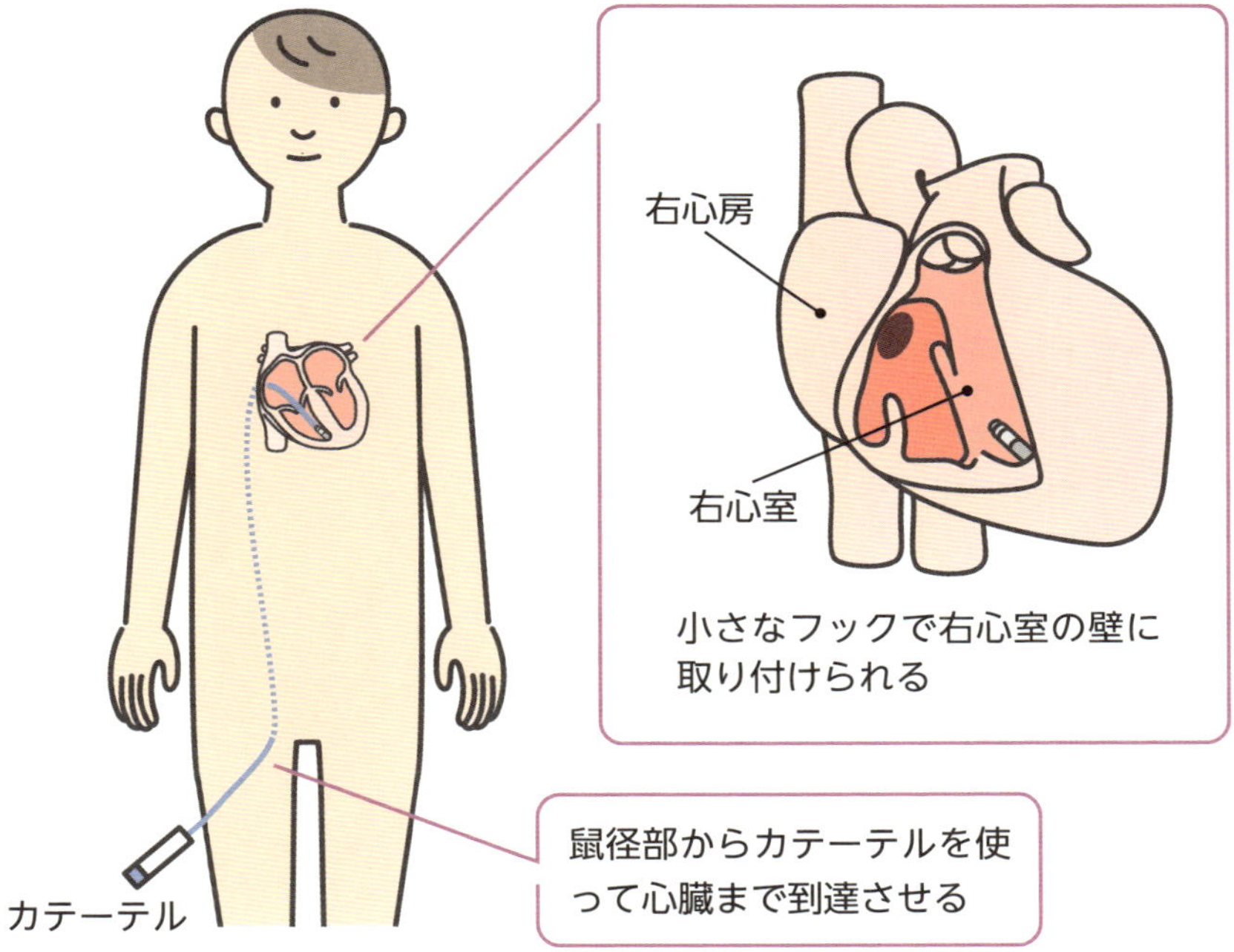
右心房
右心室
小さなフックで右心室の壁に取り付けられる
鼠径部からカテーテルを使って心臓まで到達させる
カテーテル

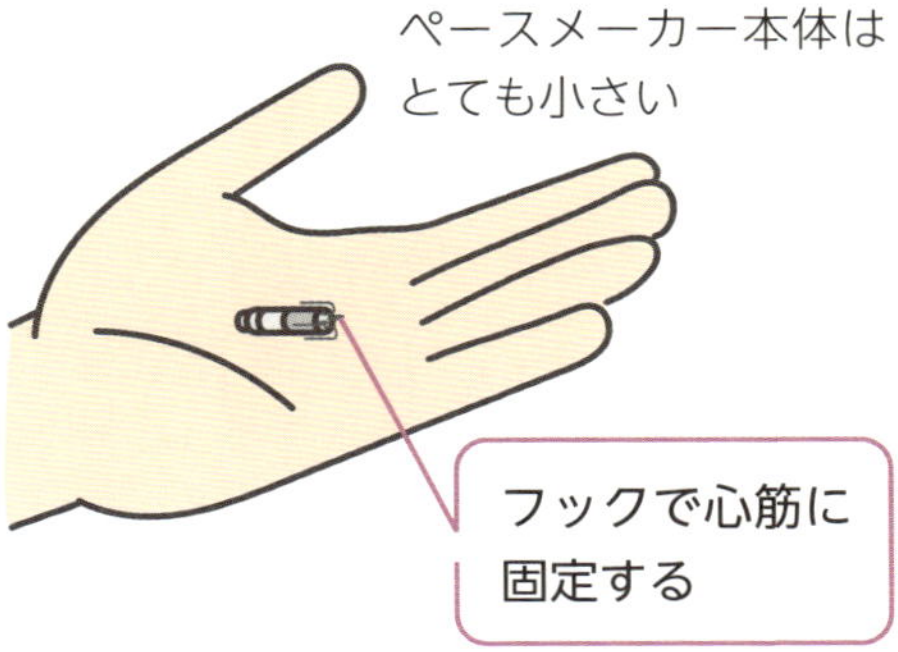
ペースメーカー本体はとても小さい
フックで心筋に固定する

- 非常に小さく外見への影響が小さい
- リード線のある機種に比べると機能は限定的

心臓再同期療法（ＣＲＴ）

心臓再同期療法は、心不全の治療を目的にペースメーカーを植え込む治療法のことです。

心機能が低下している人のなかで、なんらかの原因で、心室内に電気信号がうまく伝わらない心室内伝導障害を生じている人がいます。

心室全体に電気信号が行き渡るのに時間がかかり、電気信号が早く伝わる部分と遅く伝わる部分ができて、心室が均等な動きをしなくなって、効率の悪い心臓収縮（心室の同期障害）となってしまいます。通常心室は左右同時に収縮しますが、同期が障害され左右バラバラに動いてしまいます。もともとの心臓の動きが弱っているところへ、この心室の同期障害が加わると心不全を引き起こします。

このような収縮のずれをペースメーカーで補正し、タイミングを同期させることでポンプ機能を補助する治療を、心臓再同期療法（Cardiac Resynchronization Therapy：ＣＲＴ）といいます。重症心不全に対する新しいペースメーカー療法で、２００４年から保険適応となりました。

通常のペースメーカーは徐脈の場合に使用しますが、心臓再同期療法は、主に左心室になんらかの障害がある場合に使用されます。ただし、心房細動を合併している例では、ＣＲＴの効果は十分に検討されていません。重症例が対象で、厚生労働省が認可した施設でのみ行われるため、治療を行える医療機関は限られています。現在は、より軽症の人を対象とした研究も行われています。

植込み方法はペースメーカーやＩＣＤで使用される右心室へのリード線に加え、もう一本リード線を心臓を挟み込むように、冠静脈洞と呼ばれる心臓の周囲の血管を通して左心室側へ留置します。

心臓再同期療法で使用される植込み型デバイスには、ペーシング機能のみのＣＲＴ-Ｐと除細動機能も備わっているＣＲＴ-Ｄがあります。

心室内伝導障害の収縮のずれを補正する

心室は通常左右同時に収縮するが、バラバラに収縮し血液を送り出せないことがある。このずれをペースメーカーで補正するのが心臓再同期療法(CRT)

心室の同期障害

バラバラに収縮(同期障害時)

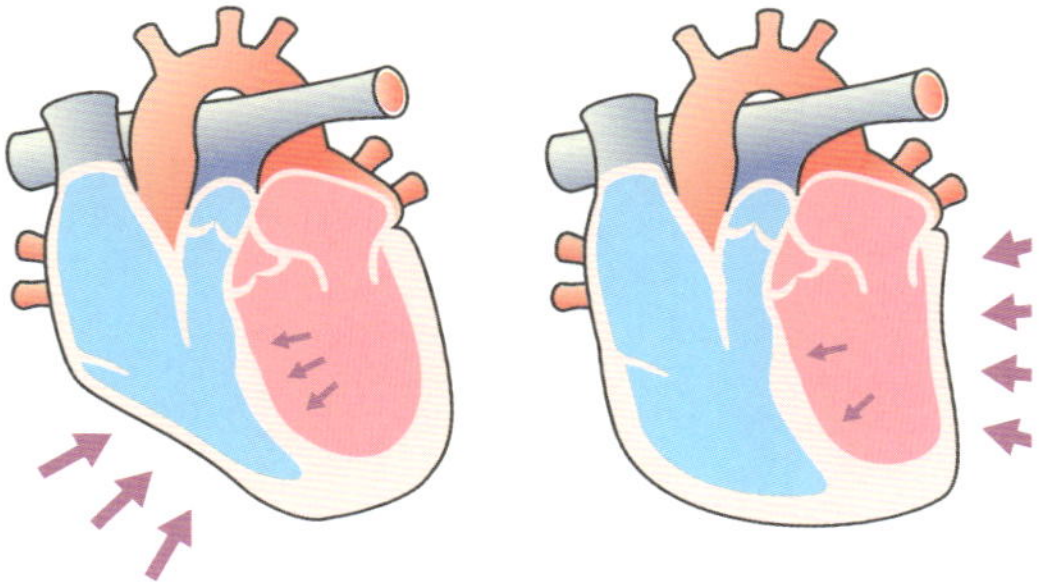
電気信号の伝わり方に差がある
均等な動きをしないので、効率よく血液を送り出せない

心臓再同期療法(CRT)

使用する機械は植込み型ペースメーカーと似た形状

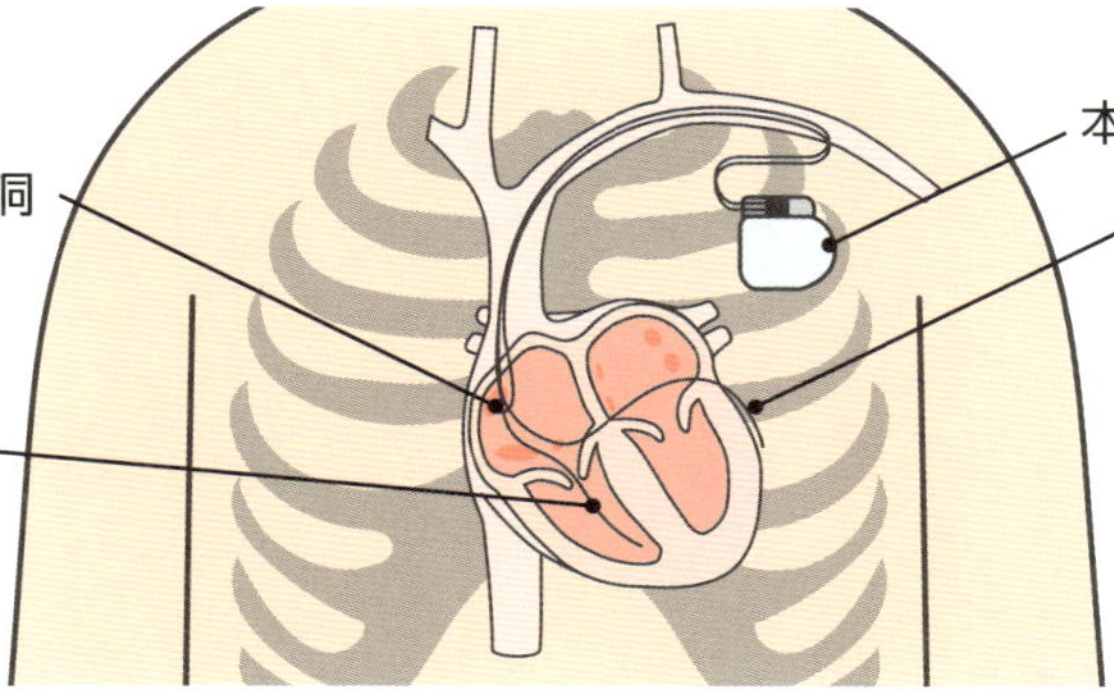
冠静脈洞
右心室リード
本体
左心室リード
右心室に加えて左心室にもリードを留置

ペーシング機能のみのもの(両室ペースメーカー:CRT-P)と、細動を取り除く除細動機能を備えたもの(CRT-D)がある

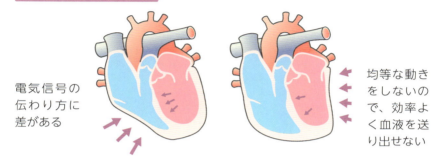

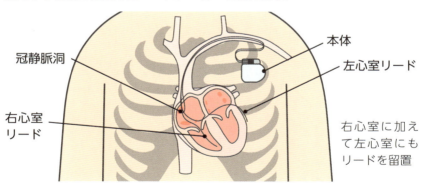

ペースメーカー植込み後の注意点

ペースメーカーは、精密機械ということもあり、外部からの電気や磁力に影響を受けることもありますので、いくつか注意が必要な点があります。

退院後は1～2ヵ月後にペースメーカーを管理するための専門科を受診し、機器の作動状況を確認します。その後も年2～3回程度はペースメーカー専門科を受診します。

手術後1～2ヵ月間は植込み側の腕を肩より高く挙げないようにします。また、植込み側の手で重い荷物を持たないようにしましょう。ゴルフや水泳などのスポーツは3ヵ月程度控え、再開するときは医師に可能か確認してから行います。

ペースメーカーは電子機器ですので、強い電波や磁気によって作動不良を起こすことがあります。心配される方が多い、携帯電話やスマートフォンの電波ですが、機器から22㎝以上離せば問題は生じないことがわかっています。22㎝確保するために、植込み側と逆の手で使うようにするとよいでしょう。Wi-fiなども問題ありません。

電池寿命が近づいてきたら、本体部分を交換する手術が必要です。電池寿命は人により異なります。このときリードは通常再使用しますが、性能に異常があるときはリードも交換します。

ペースメーカーを植え込んでいても、基本的には健康な人と同じ日常生活が可能です。

また以前のペースメーカーはMRI検査を受けることができませんでしたが、最近のペースメーカーはMRI検査を受けても支障がないものが増えてきています。自身が使用している機器がMRI検査に対応可能か医師に確認しておきましょう。マンモグラフィ検査は破損の恐れがあるため受けられません。

そのほかごくまれですが、合併症などのリスクもあります。次ページで紹介するような異常に気づいたら医師に相談しましょう。

ペースメーカー植込み術の合併症

ペースメーカー植込み術は非常に安全な手術ではあるが、それでも合併症などの心配は皆無ではないため、以下のことに注意が必要

気胸

針を使ってリードを血管内に入れるときに肺を傷つけ空気漏れ（気胸）を起こしてしまうことがある

心臓穿孔

ごくまれに、リードによって心臓の壁に穴が開いてしまうことがある。穴を塞ぐために外科手術が必要となる

出血・血腫

皮膚を切開し血管にリードを入れる治療のため、出血したり血腫ができる可能性がある

リードの移動

手術後に位置がずれてしまい、再手術が必要となることがある

不整脈

手術中にはさまざまな不整脈が起こる可能性がある

感染

手術創などから感染症が起こった場合は、手術による機器の交換が必要となることも

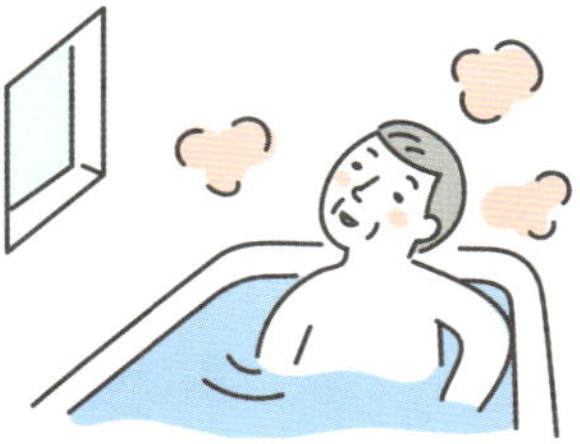

お風呂やサウナも影響はない。ただし、低周波電流が流れている電気風呂はペースメーカーに影響を与える可能性があるので避ける

このような異常に気づいたら医師に相談する

乳腺の状態を調べるマンモグラフィ検査は機器の損傷の恐れがあるため避ける

除細動器で電気信号を整える

植込み型自動除細動器（ＩＣＤ）

心室細動や心室頻拍などの生命に直結する危険性の高い不整脈が生じた場合は、すみやかに電気刺激（電気ショック）によって細動を止める電気的除細動が必要です。駅や公共施設に設置され、普及し、よく知られるようになってきたＡＥＤ（自動体外式除細動器）もそのためのツールです。

心室細動などが起きるリスクが高い症例では、あらかじめ、除細動装置を体内に植え込み、細動を検知したら自動的に除細動を行えるようにしておきます。

このための心臓植込み型デバイスを、植込み型自動除細動器（ＩＣＤ）といいます。

植込み型自動除細動器は、常に心臓をモニタリングしており、不整脈を感知したらすぐに治療を加えられるようになっています。植え込み方法はペースメーカーとほぼ同様ですが、ペースメーカーと比較すると本体は3倍程度の大きさがあり、重量は大体100gです。

ＩＣＤが電気的除細動を心室内の電極から行うのに対し、Ｓ-ＩＣＤといって皮下に電極を留置することで、血管内には電極を挿入せずに電気的除細動を行うものもあります。血管内に電極を挿入するとペースメーカーの留置部分から感染を起こした際に、電極を通じて血管内に菌が広がり菌血症となるリスクがありますが、これに対しＳ-ＩＣＤは全身への感染を回避できるという点で安全性が高いといえます。

本体はＩＣＤよりもやや大きく、左側胸部の広背筋下に留置するため、やせ型の患者には不適応となることがあります。

植込み型自動除細動器（ICD）

常に心臓をモニタリングし、危険な不整脈を感知したら即座に電気的除細動（電気ショック）による治療を加える

ICDの植込み

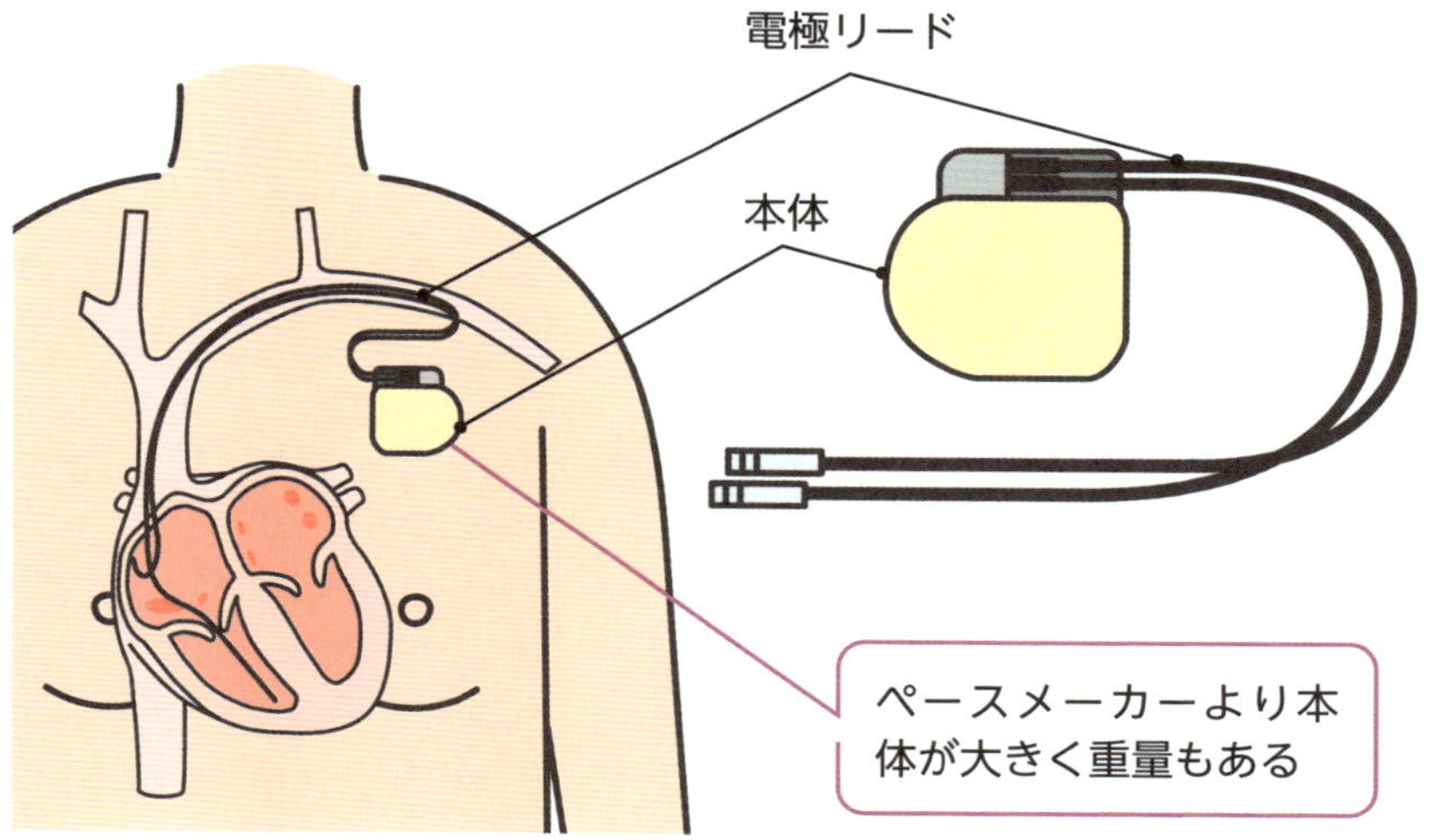

植え込むことで常に心臓をモニタリング

↓

危険な不整脈を察知

↓

電気ショックで除細動

↓

不整脈が取り除かれる

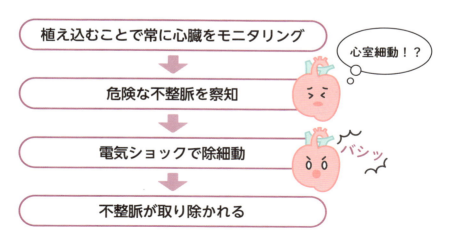

AEDと心臓マッサージ（胸骨圧迫）

AED（自動体外式除細動器）を適切に使うことで、救命率を上げることができます。

① 意識があるかどうかをチェックし、周囲の人の助けを呼ぶ

119番通報と、AEDを持ってきてもらうことを周囲の人に依頼する。心臓マッサージの交代要員や、救急隊の誘導なども頼む。

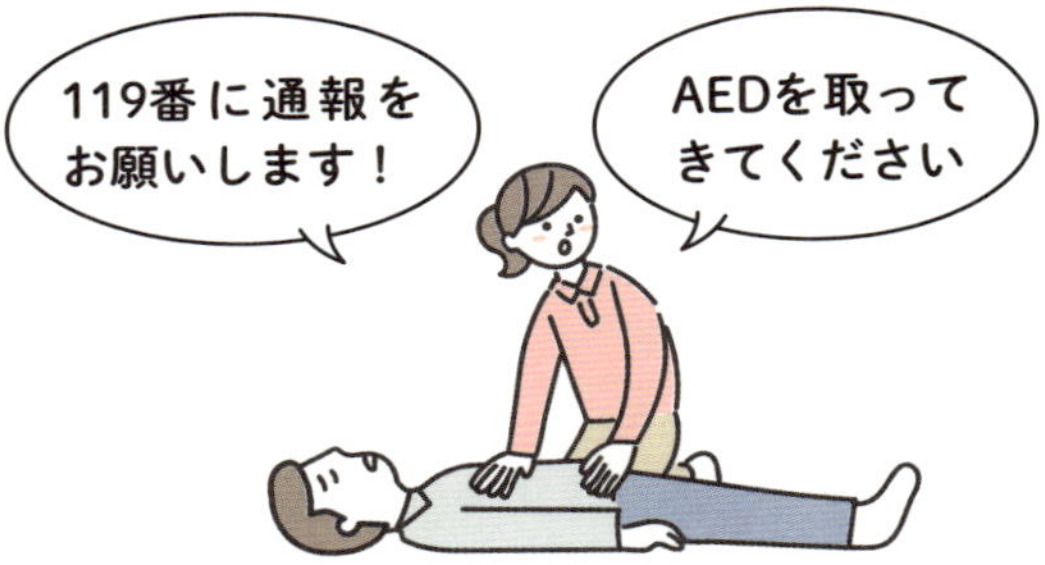
119番に通報をお願いします！
AEDを取ってきてください

② AEDが届くまで心肺蘇生法を行う

できれば複数人で交代しながら心臓マッサージを行う。交代は素早く、できるだけ絶え間なく。

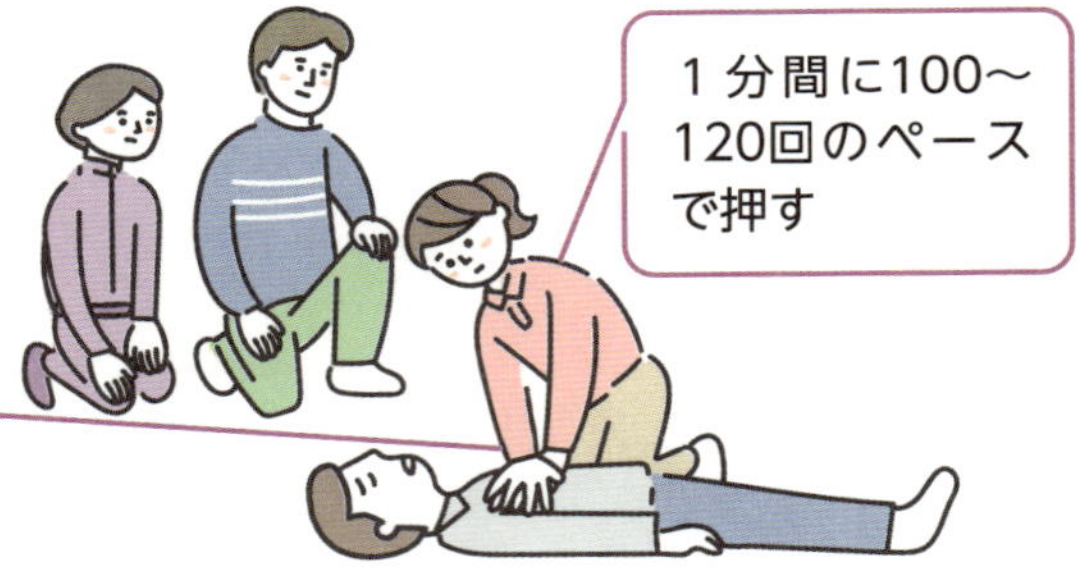

1分間に100～120回のペースで押す
胸の中央を5cm程度沈むように圧迫

③ AEDの電源を入れ、電極パッドを貼る

AEDが届いたら、倒れている人の胸を露出させ、AEDの音声ガイドにしたがって電極パッドを重ならないように貼る。

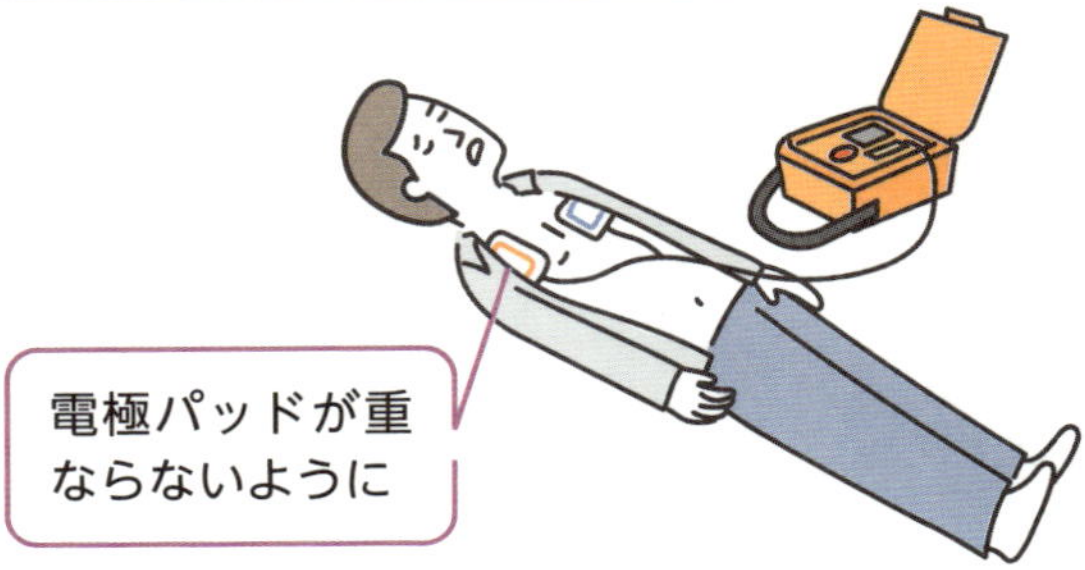
電極パッドが重ならないように

注意

- 肌がぬれていたら拭いてから電極パッドを貼る
- 金属製のアクセサリーや貼り薬は外す
- 胸やお腹にペースメーカーのでっぱりがあるときはAEDを使わない
- 電極パッドを貼った後は、倒れている人の体にふれない

④ AEDの指示に従い、電気ショックを行う

AEDが心電図を解析する間待機する。電気ショックが必要だと指示があったら、倒れている人の体に触れていないことを確認して通電スイッチを押す。

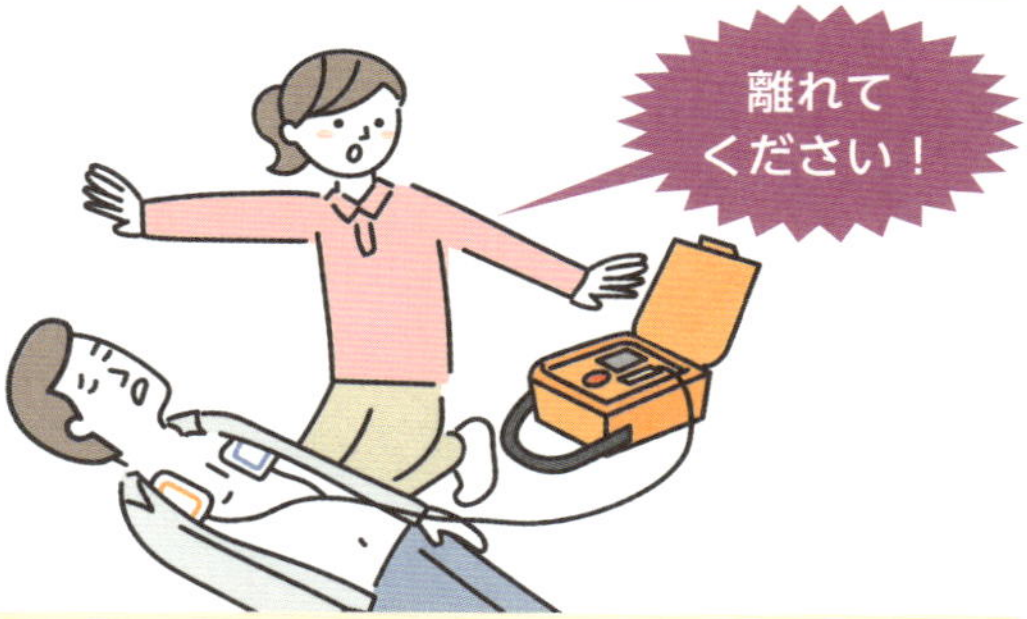
離れてください！

⑤ 心肺蘇生法を再開する

電極パッドを貼ったまま、心肺蘇生法を再開し、救急隊に引き継ぐまで継続する。AEDから指示があったら、再度電気ショックを行う。

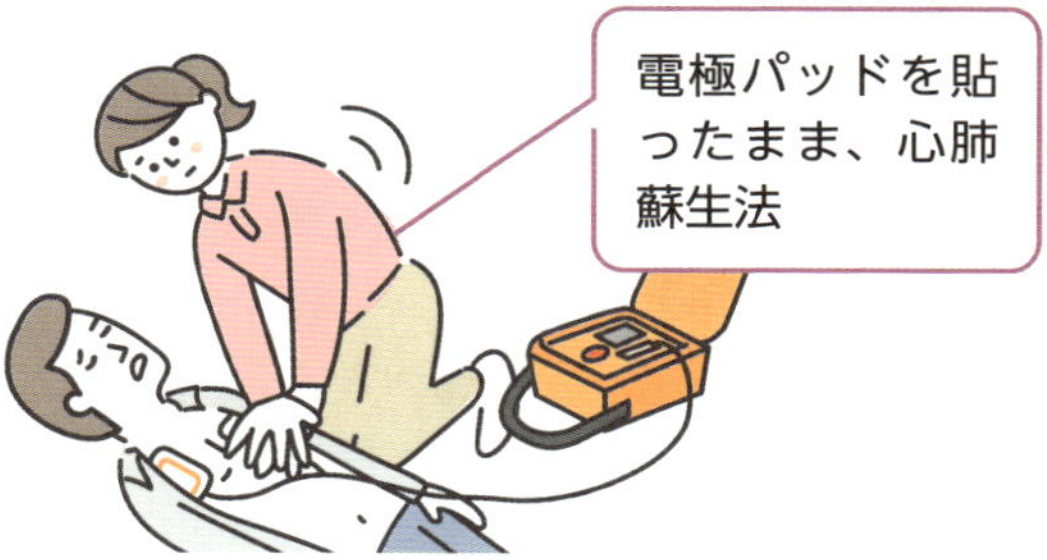
電極パッドを貼ったまま、心肺蘇生法

意識が戻ったら…

意識が戻ったら、楽な姿勢にさせて救急車が到着するまで待つ。電極パッドは貼ったままにしておく。

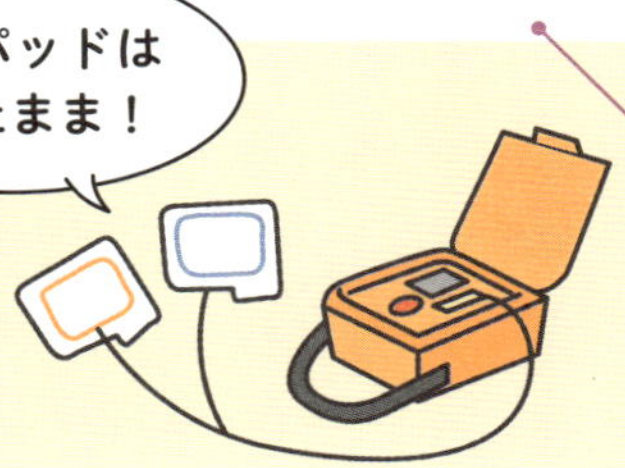
電極パッドは貼ったまま！

外科手術で心臓を治療する

メイズ手術

不整脈に対して、低侵襲な治療が次々に研究、開発されていますが、開胸して行う外科手術が選択されることもあります。

メイズ手術もその一つで、心房細動の原因となる電気的な回路を遮断することで、洞調律を維持することを目的とした手術です。

以前は、心房壁を一旦迷路（メイズ）状に切開した後に再縫合することで、電気的回路を切断して心房細動を治療していましたが、心臓を切開、縫合することは難しく、縫合部分からの出血などの危険性がありました。

近年では、心房壁を切開することなく、高周波で焼灼、あるいは冷凍焼灼することで心房細動の原因となる電気的回路を遮断する方法が開発され、こちらが主流です。

同時に血栓が最もできやすい左心耳を切除または閉鎖（左心耳閉鎖術）することで脳梗塞の予防をします。

また開胸自体も低侵襲な技術開発が進み、従来は胸部の正中切開により胸を大きく開いていたところが、現在では右側の胸部を小さく切開し肋骨の間から焼灼する方法や、完全胸腔鏡下ラジオ波焼灼療法といって内視鏡による手術などが広まって、患者さんの負担がより少なくて済むようになってきています。完全胸腔鏡下手術では、左側胸部に約1㎝程度の穴を4箇所あけ、筒状のポートを挿入し、ポートから胸腔鏡や手術器具を胸腔内に入れて手術を行います。

心房細動を患っている期間が長い場合は、手術治療の効果が期待できないこともあります。

開胸して行うメイズ手術

心臓の壁を切って、症状に合わせて治療を行い、心臓内の異常な電気の通り道を断ち切る

現在はカテーテルによる治療が主流だが
こんなときに選択される

弁膜症などの他の病気と心房細動が合併しているとき

手術もより小さな傷で済むように

正中小胸開

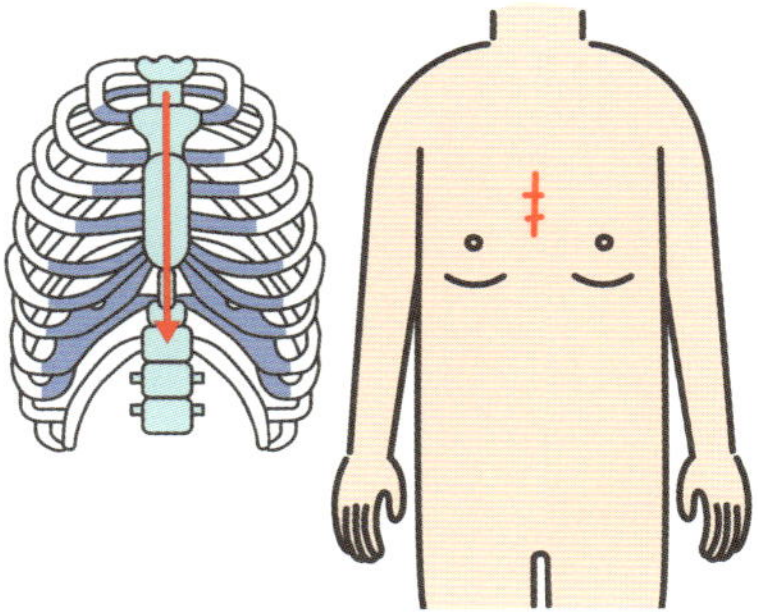

胸の中央の皮膚、胸骨を切開し、心臓を露出して行う従来型の手術

右肋間小開胸(MICS)

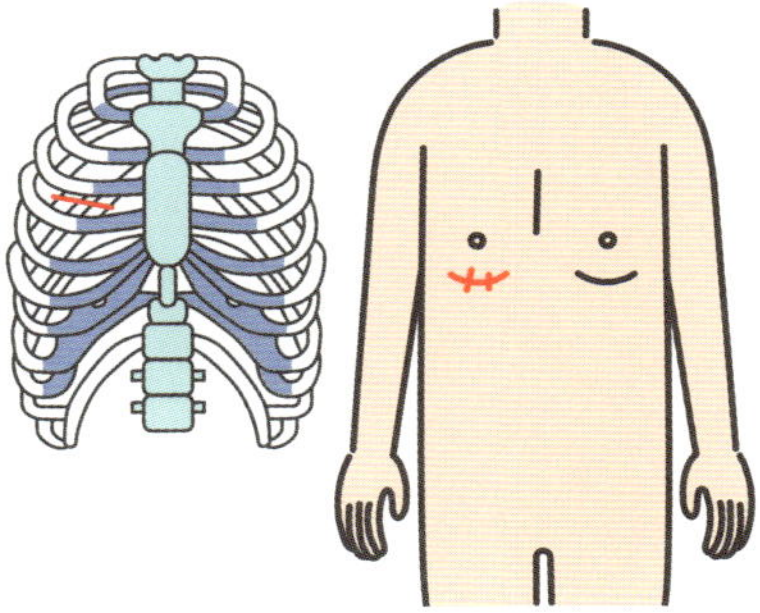

右側胸部の小切開で行い、視野を確保するため内視鏡を用いる

完全胸腔鏡下手術

左側の胸部に4箇所穴をあけ内視鏡を用いて手術を行う

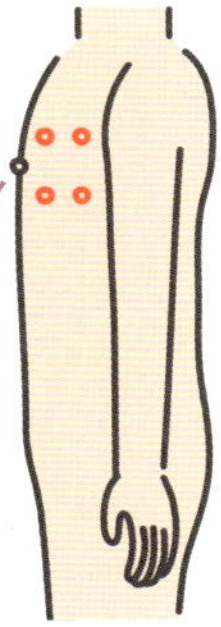

左心耳を閉鎖して血栓を予防する

心房には心耳《しんじ》という袋状の部屋があります。左心《さしん》耳《じ》は左心房にある心耳で、心房細動における血栓の90%がこの左心耳の中にできるとされています。

心房細動では、血栓を予防するため抗凝固療法が行われますが、抗凝固療法が必要な患者のうち30～50%がその他の合併症や出血の危険性により抗凝固療法を行えません。

一方、抗凝固療法を行っていても16～50%[※1]では抗凝固が有効に維持できず、血栓ができやすい状態のままという報告もあります[※2]。

さらに焼灼術を行っても脈が正常に戻らない患者も存在し、また、CHADS2スコアが高い人においては焼灼術後でも脳梗塞を起こす危険性が高いとされています。

脳梗塞の原因となる左心耳を閉鎖することにより脳梗塞を予防することができます。この手術を左心耳閉鎖術といいます。

左心耳を閉鎖することにより、抗凝固療法なしでも脳梗塞を予防することが可能となります。

左心耳には心臓の容量調整や血圧、体内の水分のバランスを整えるホルモンを産生する働きがありますが、手術で閉鎖してもほかの組織の働きで補われ、問題がないと考えられています。

左心耳閉鎖術も完全内視鏡下で行うことができます。また経カテーテル的左心耳閉鎖術では、開胸手術の必要がなく、脚の付け根からカテーテルを挿入して行います。メッシュのついた金網（WATCHMANデバイス）を左心耳の入り口まで誘導し、拡張させ留置し左心耳を閉鎖します。約1ヵ月で金網の表面は皮膚化し、左心耳は閉鎖されます。

左心耳閉鎖術は、心房細動により抗凝固療法が必要であるが出血を繰り返す患者さん、または抗凝固療法を行っていても塞栓症を繰り返す患者さんに勧められます。

※1※2 不整脈非薬物治療ガイドライン．日本循環器学会/日本不整脈心電学会合同ガイドライン 2021.

左心耳閉鎖術

心房細動により血栓ができやすい部位である左心耳（LAA）を閉鎖し、脳卒中を予防する

経カテーテル的左心耳閉鎖術

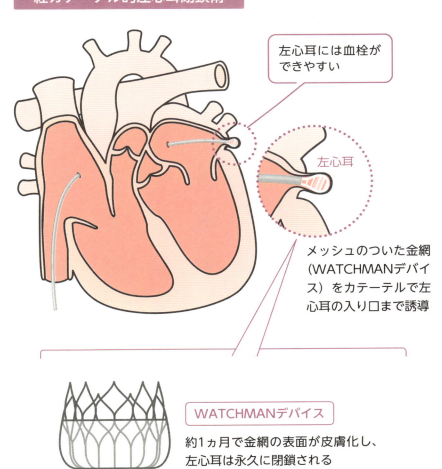

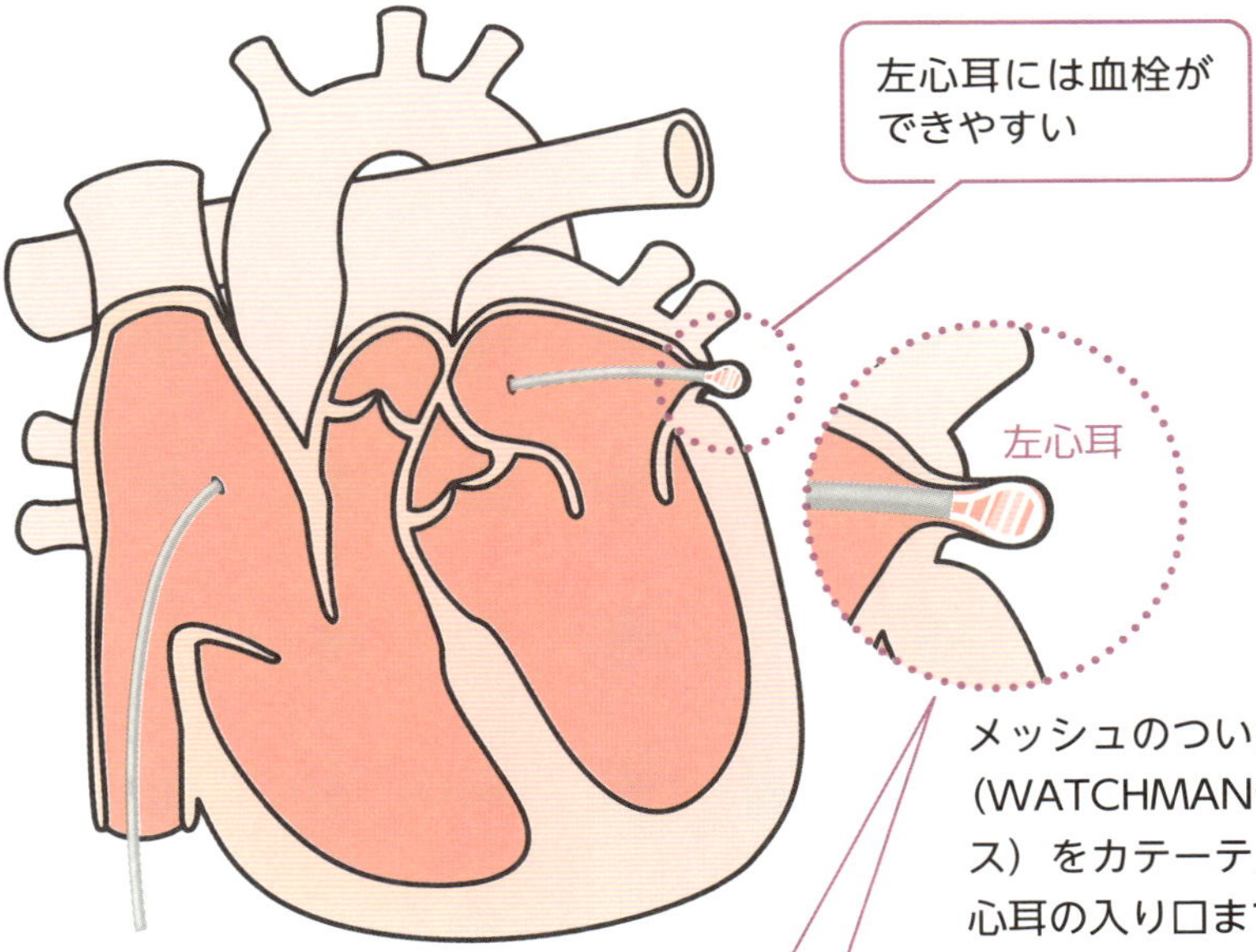

メッシュのついた金網（WATCHMANデバイス）をカテーテルで左心耳の入り口まで誘導

WATCHMANデバイス

約1ヵ月で金網の表面が皮膚化し、左心耳は永久に閉鎖される

診断・管理に役立つデバイス

植込み型ループレコーダー

近年、さまざまな心臓植込み型デバイスが使用できるようになり、心臓疾患の治療での重要性が増しています。

植込み型ループレコーダー（植込み型ループ式心電計）もその一つで、治療目的で植え込むデバイスとは異なり心電図の記録が目的です。長さ４・5㎝、質量2・5gほどの小さな棒状の心電計です。

主に原因不明の失神に対して使用されます。失神の原因は貧血やてんかんなどさまざまなものがありますが、不整脈が原因になっていないか調べることができます。また、脳梗塞の原因として心房細動が疑われる際、心房細動の有無を判断するために使用されることもあります。

植込み型ループレコーダーを使用することで、3年間という長期に渡って心電図を記録することができます。

長期間、常時記録を行うことで、不整脈に関し、ホルター心電図の5倍以上の検出率があるという報告もあります。

植込みには手術が必要ですが、いつ起こるかわからない失神時の心電図を記録でき、失神が心原性のものか解析することができるようになります。

基本的に通信機能を備え、自宅の遠隔モニターやスマホなどを介して記録されたデータを、自動的に病院の医師のもとに転送する遠隔モニタリングシステムを使用できます。これにより、患者が病院に行かなくても医師が異常の通知を受け取ったり、リスクが高い状態に注意を促したりすることができます。

手術は、局所麻酔下で胸部の皮下を1㎝ほど切開して行い、10〜15分ほどで終了します。

植込み型ループレコーダーで心電図を記録する

体内に小型の心電計を植え込むことで、長期間の心電図記録をとることができる

植込み型ループレコーダー

植込み型ループレコーダー（植込み型ループ式心電計 Insertable Cardiac Monitor：ICM）で長期間の心電図記録を行い、遠隔モニタリングにも活用する

- 心電図を記録

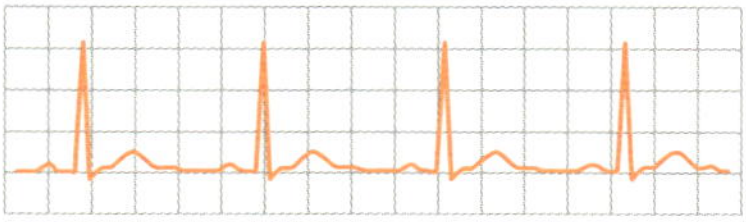

- 心拍を常に監視
- 3年の長期に渡って心電図をチェックできる
- 記録媒体がいっぱいになると、自動的に上書きする

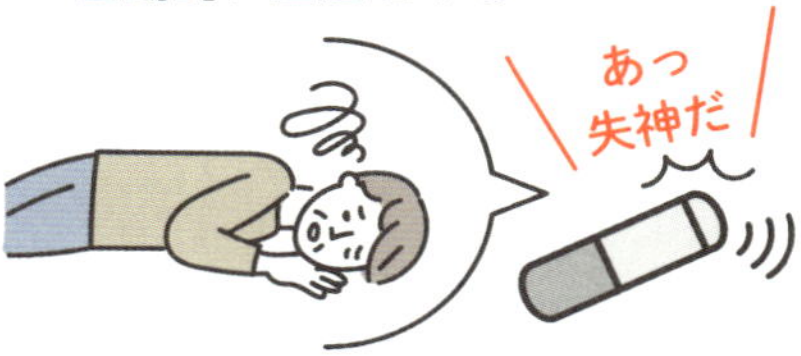

- 不整脈や失神が起こったときは自動的に記録

遠隔モニタリングシステム

- 通信機能により心電図をみることができる

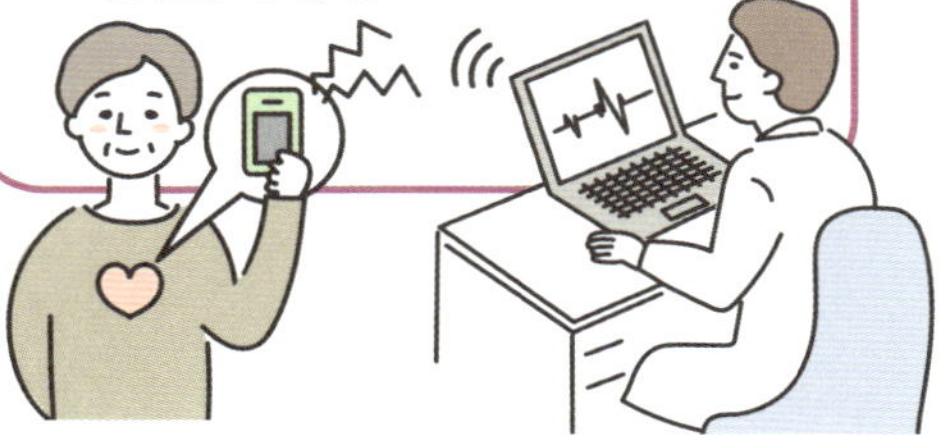

- 体内に植込み型ループレコーダーを設置

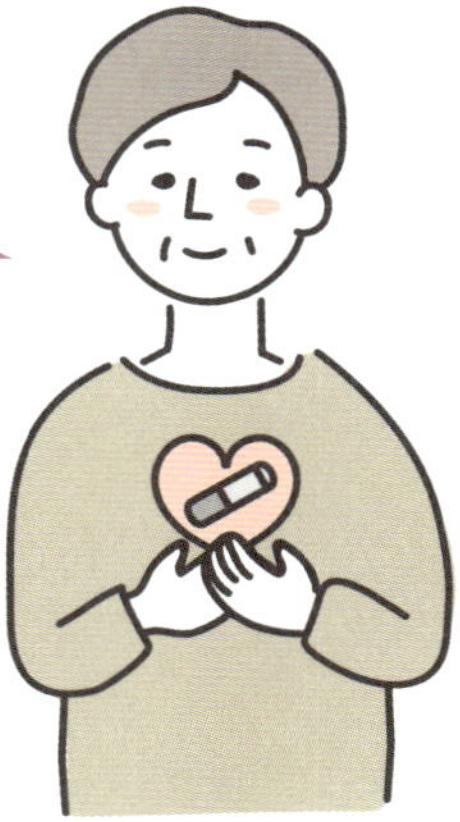

使用しなくなった場合は手術で抜去する

アクティベータ

症状を感じたときなど任意のタイミングでリモコンにより記録することもできる

Column

特定医療機器登録制度

医療機器には、患者が安心して使うことができるよう厚生労働省による特定医療機器登録制度（医療機器トラッキング制度）があります。

心臓への小型電気デバイスなどの植込み手術を受けた場合は、この制度への登録を勧められることがあります。

2005年度から始まった制度で、医療機器のメーカーが、担当医師を介して患者の医療機器に関連する個人情報を取得、管理します。

これにより万一、機器に不具合が生じた場合に、患者や家族、担当医師へ迅速に確実に安全情報を伝えられるようになります。

登録は任意で、患者本人の意思で決められ、登録がなくても治療内容は変わりませんが、登録した場合に比べて、安全情報の伝達が少し遅くなるリスクがあります。

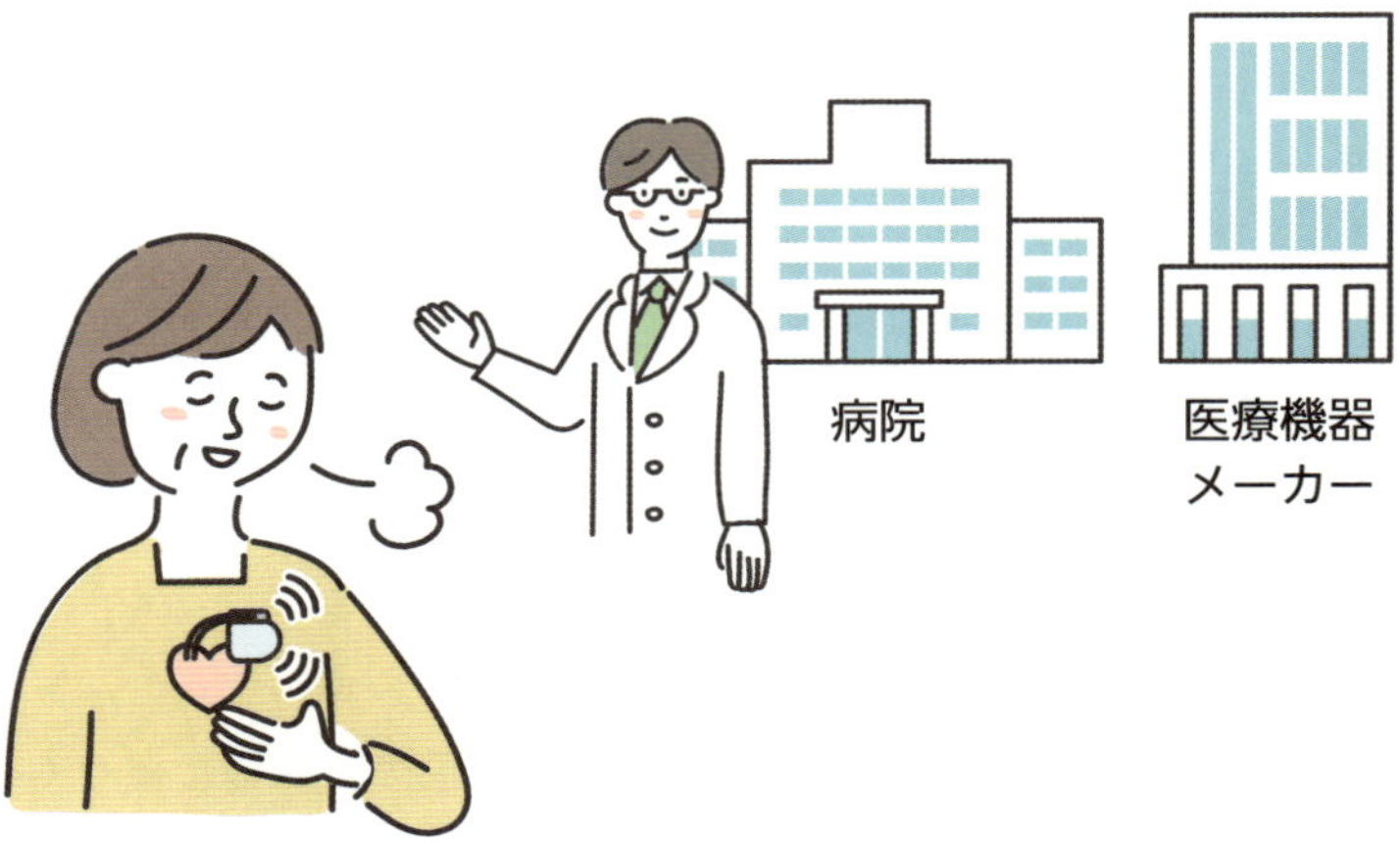

第 5 章

日常生活でできること

心臓の状態をよく保つことで、心臓や血管にかかる負担を減らし、症状の改善につながります。ここでは日常生活でできる心臓によい生活習慣を紹介します。治療の効果もよくなり、ほかの病気のリスクも軽減します。

日常生活のなかでの工夫

生活習慣を見直す機会に

症状の改善や進行予防のために、病院で受ける治療を始めるとともに生活習慣を見直してみましょう。不整脈のある人には、高齢の人、血圧が高い人が多いです。

血管の状態をよくし、動脈硬化を防ぐため、食事を工夫しましょう。たとえば、塩分摂取量を一日6g程度に抑えたり、食事から摂る動物性脂肪（LDLコレステロール）を控えめにするなどです。完璧を目指そうとするより、続けることが大事です。

不整脈は自律神経の働きにもかかわっています。過度の飲酒、喫煙、カフェイン過剰摂取、過度の精神的ストレス、睡眠不足は、自律神経の状態を不安定にさせることで、不整脈を増やします。

糖尿病、CKD（慢性腎臓病）などの腎臓病、痛風、高脂血症などの生活習慣病の人、またはリスクが高い人は、これらも不整脈および心臓病リスクにかかわっていますので、状態に応じて食事内容の改善を心がけるとよいでしょう。

運動療法は、自律神経の状態を良好に保ち、不整脈を減らす効果があります。バランスの良い生活習慣の一つでもあり、生活の質を上げるためにぜひお勧めします。ただきつい運動では逆に不整脈を増やすことにつながるため、適切な運動量で実施することが必要です。どの程度の運動量、負荷がよいか医師に相談するとよいでしょう。

バランスの良い生活習慣が不整脈を起こさない一番の治療法です。そして、不整脈を起こしにくい生活はほかの病気のリスクも下げることにつながるので、この機会に生活習慣を見直してみるとよいでしょう。

この機会に生活習慣を見直そう

不整脈だけに注目してしまいがちだが、全体的に身体の状態をよくしていくことで治療効果も高まり、再発予防にもつながる

木を見て森を見ずではなく、全体を見渡そう

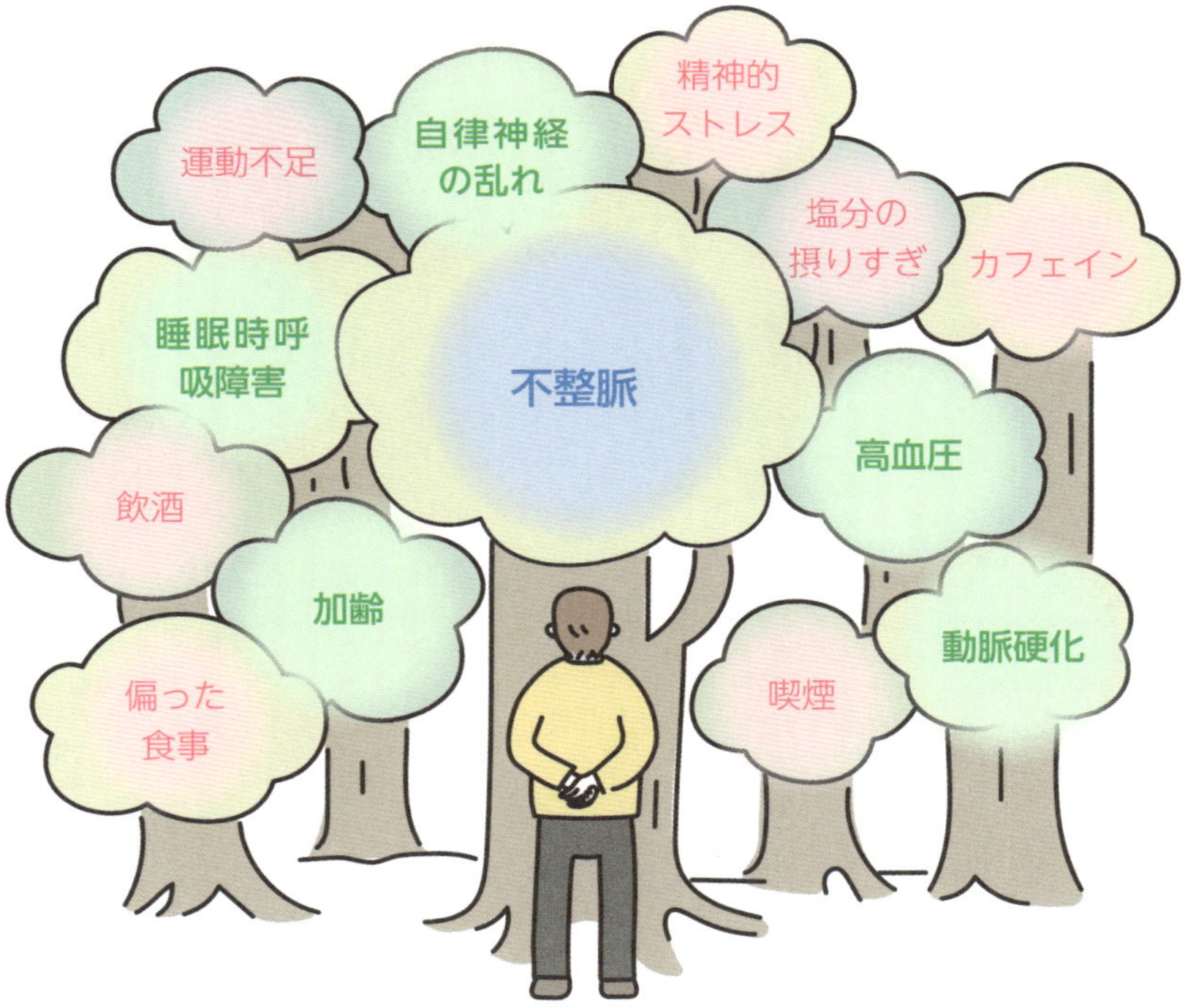

不整脈はいろいろな要素が関わっている

心房細動の発生や進行と手術後の再発は、高血圧・糖尿病などの生活習慣病の管理に加え、体重コントロール（肥満の防止）・節酒・禁煙といった生活管理によって軽減できることが知られている

よい生活習慣が全体のリスクを下げる

持病がある人は治療を

不整脈以外にも生活習慣病を抱えている人は少なくありません。不整脈はさまざまな生活習慣病と関連し合っています。持病が不整脈に悪い影響をもたらしていることもあります。

こうした病気をもっている人はきちんと治療を行いましょう。

治療することで、不整脈も起こりにくくなる可能性があります。また、はっきり治療が必要な状態と診断されなくても、健康診断で年々数値が悪くなっている人やリスクが高いといわれた人は、これ以上進行させないように注意しましょう。

生活習慣を変えるときは検査数値でも目標を設定して管理することが大切です。健康の指標でもあるので、目標を決め、生活習慣とともに改善しましょう。とくに血圧、血糖の管理は重要です。

血圧は、以下を目標にします。家庭で測定する場合は、医療機関での測定値より少し低めを目標にするとよいのでカッコ内の数値を目標にしてください。75歳未満なら140／90mmHg未満（135／85mmHg未満）、75歳以上なら150／90mmHg未満（145／85mmHg未満）、糖尿病や慢性腎臓病があれば130／80mmHg未満（125／75mmHg未満）が目標となります。

血糖値はHbA1c（ヘモグロビンA1c）を目安にします。HbA1cは、過去1～3ヵ月間の平均的な血糖値を知るための指標です。血糖正常化を目指すならHbA1c 6・0%未満、合併症を予防するにはHbA1c 7・0%未満、治療強化が難しい場合にはHbA1c 8・0%未満が目安です。

コレステロール値や中性脂肪値に異常がみられる脂質異常症、尿酸値に異常がみられる高尿酸血症などをかかえている人は、適宜、治療が必要です。

また、肥満の人は体重コントロールも必要です。

生活習慣病を予防しよう

生活習慣の見直しは、生活習慣病を改善するとともに、心房細動など不整脈の改善にもつながる

目標を設定して管理しよう

血圧管理の目標

75歳未満なら	140/90mmHg未満 (135/85mmHg未満)
75歳以上なら	150/90mmHg未満 (145/85mmHg未満)
糖尿病や慢性腎臓病があれば	130/80mmHg未満 (125/75mmHg未満)

(日本高血圧学会による)

血糖値の目標

血糖正常化を目指すなら	HbA1c 6.0%未満
合併症を予防するには	HbA1c 7.0%未満
治療強化が難しい場合には	HbA1c 8.0%未満

(日本糖尿病学会による)

生活習慣の改善は、薬物療法を始めた後、カテーテルアブレーションなどの治療を行った後でも続けることが大切

体重コントロール

肥満は心房細動のリスク要因でもあります。とくに下腹に脂肪がつき内臓脂肪が蓄積するタイプの方（メタボリック症候群）は、心臓の周りを取り囲んだ脂肪が心臓を傷めてしまう可能性があるとされています。

肥満は、高血圧や糖尿病、さらに睡眠時の無呼吸などほかのリスク因子も増悪《ぞうあく》させることで、ますます心房細動を起こりやすくします。

肥満度の目安となるBMIが27以上の肥満の人へ減量プログラムを実施した研究では、減量に成功した人の88％で心房細動が軽減したと報告されています。

体重を減らすことは、心房細動の悪化予防や改善によい効果があります。

とはいえ、特別なことをする必要はありません。暴飲暴食を控え、間食を摂りすぎないようにします。食事の内容を健康的なものにすると同時に、適正な栄養量に収めることも大切です。

肥満の人は、体重コントロールのための適正な栄養量や食事の内容などについて、病院で栄養士や保健師の指導を受けるとよいでしょう。

ダイエットをしているのに体重が減らないという人のなかには、無自覚に必要以上の栄養を摂っている人もいます。食べたものと体重を記録して見直してみるのもよいかもしれません。

また、食事の改善とともに活動量を増やしましょう。

適度に運動して消費するエネルギー量が増えると、肥満の改善につながると同時に、血流がよくなり動脈硬化の改善にもなります。

また、代謝がよくなることで太りにくいからだにもなります。適度な運動は、糖尿病などの生活習慣病の予防、改善にも効果的です。

肥満は心房細動リスクを高める

修正可能な危険因子のなかで、心房細動の生涯リスクに影響を及ぼすもっとも顕著な危険因子は肥満

BMI（Body Mass Index）の計算方法

男女とも、BMIが低下すると心房細動リスクが減少し、BMIが上昇すると増加することがわかっている

$$\mathrm{BMI} = \frac{\text{体重}(\mathrm{kg})}{\text{身長}(\mathrm{m})^{2}}$$

BMI＝22がもっとも疾病が少ないというデータより、身長から適正体重を算出できる

身長（m）×身長（m）×22＝適正体重

【例】身長170㎝の人の適正体重 63.58kg

内臓脂肪型肥満にも注意

メタボ健診で測る腹囲は内臓脂肪型肥満をチェックする項目。内臓脂肪型肥満は、より生活習慣病リスクを高める

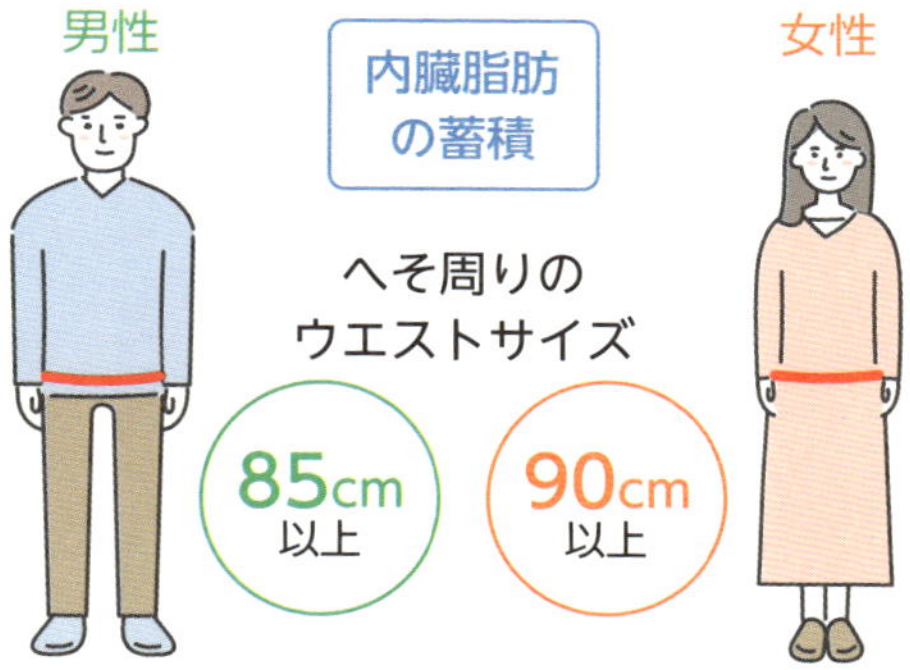

適正な体重を維持することが大切

急激なダイエットは続かないうえ、リバウンドしやすい。食べ過ぎを控え、適度な活動量で健康的に肥満を解消し、適正体重を長く維持しよう

寒暖差にも注意を

気温の変化も不整脈を引き起こします。とくに急激な変化は、体温を平常に保とうとする動きのために心臓に負担がかかります。

また、一般的に寒いところでは血圧が高くなります。寒い環境で体温を奪われないように血管が収縮して細くなると、その血管に血液を流そうとして、心臓は大きな力で血液を送り出さなくてはならなくなり、血圧が高まるのです。

寒い時期に、暖かい部屋から急に寒いところへ移動したり、気温の低い脱衣所やトイレで服を脱いだりすると、これが急激に起こります。ヒートショックと呼ばれ、命に関わる事態を招くこともあります。

逆に暑さによっても不整脈リスクは高くなることがあります。体温が上昇するときの温度調節でも、心臓には負担がかかっています。暑さによる疲れ、脱水や寝苦しさなどから夏に不整脈が悪化する患者さんもいます。

こうした温度変化がきっかけで不整脈が誘発されることもあります。

入浴時も注意が必要です。脱衣所、浴室での温度変化に注意することはもちろん、湯温にも注意しましょう。リスクを少なくするためのめやすは室温20℃以上、湯温40℃以下です。とくに血圧が高めの人は、熱い湯温は避けましょう。また湯につかるときも首までつからず、胸の辺りまでが無難です。

長湯も避け、5分から10分くらいで温まりましょう。脱水を避けるために前後に水分を補給することも大切です。

飲酒時の入浴はたいへん危険です。酔っているときは入浴は控えましょう。

暑さ、寒さの急激な変化を招くという点では、サウナも危険と言わざるを得ません。不整脈がある人はサウナは使用しないようにしましょう。

ヒートショックを防ごう

とくに冬場は急激な温度変化による体調不良（ヒートショック）が多く報告される。急激な寒暖差は心臓に負担をかけるので注意が必要

風呂やトイレも暖かく

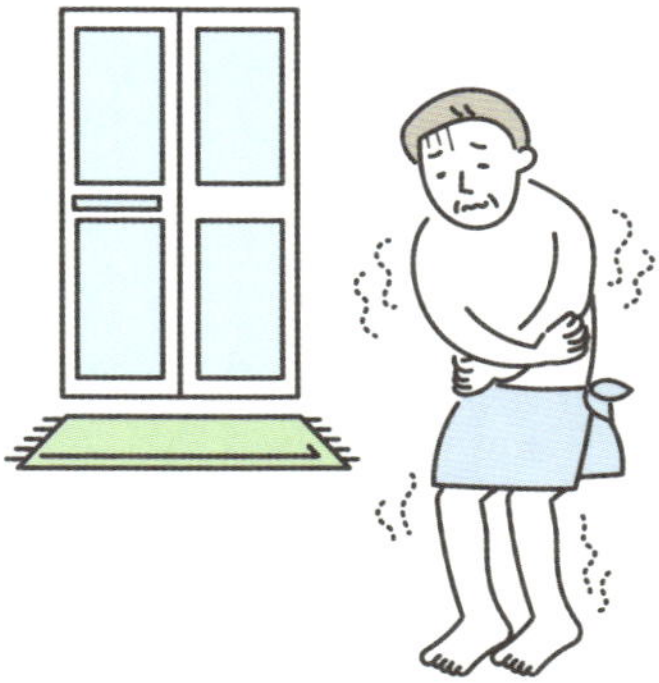

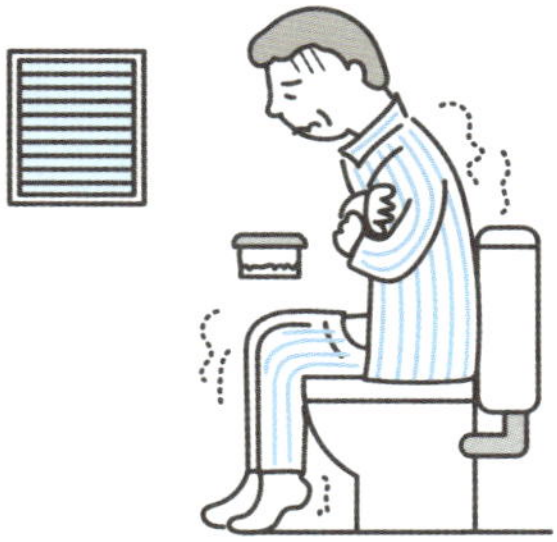

暖かいリビングや寝室と、浴室や洗面所、トイレの室温が違い過ぎると危険

温度差に適応しようとして心臓に負担が

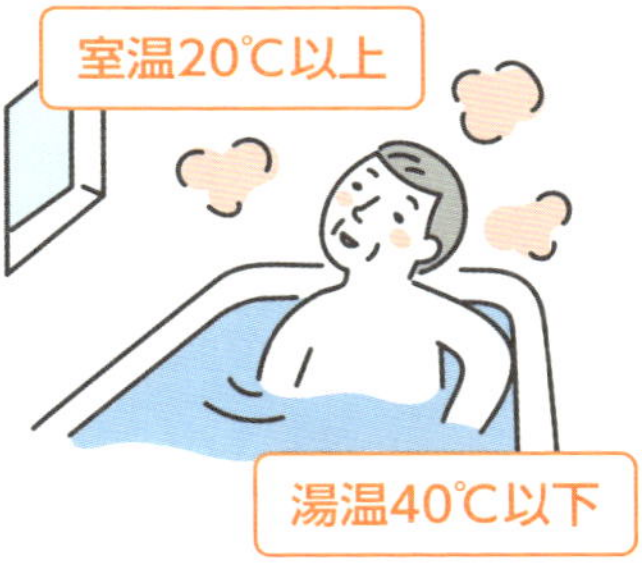

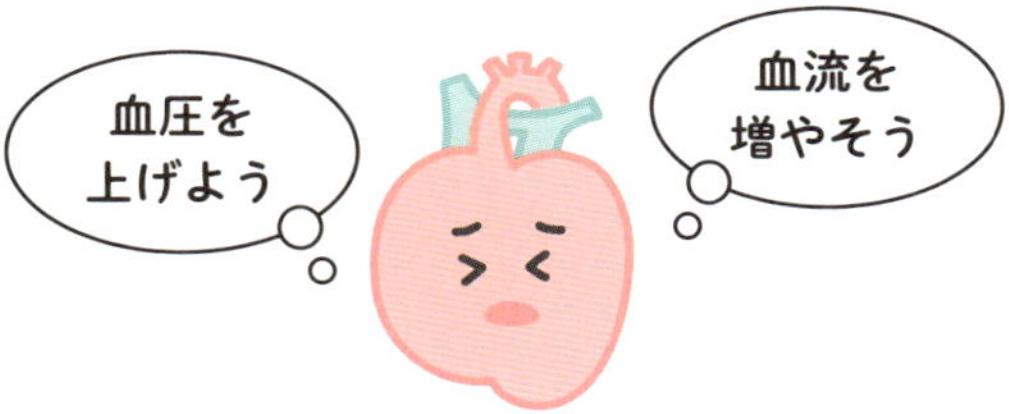

- 足先にお湯をかける

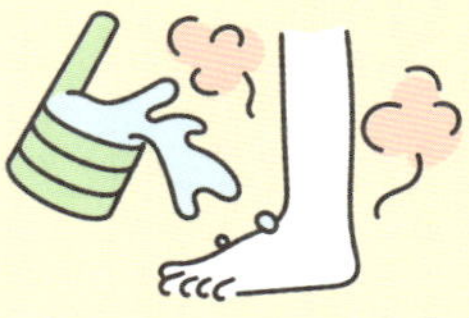

- 家全体を快適な温度に

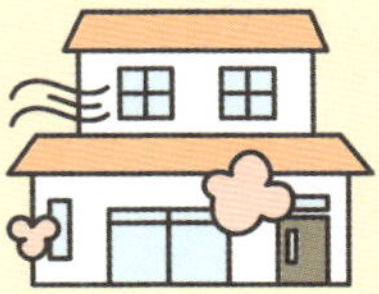

- サウナも負担が大きく危険

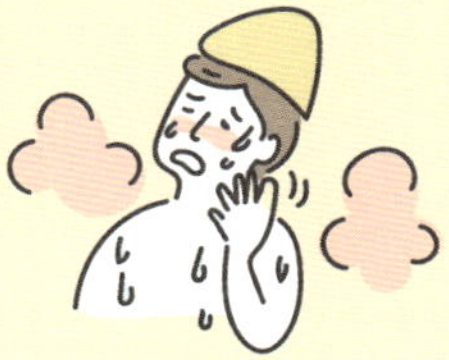

睡眠の質をよくする

睡眠時無呼吸症候群

睡眠不足のときは、期外収縮をはじめとする不整脈が起こりやすくなります。睡眠が足りないと、疲れもとれず、日々のストレスの影響も受けやすくなります。意識して十分に睡眠をとりましょう。

睡眠の質も大切です。睡眠中に一時的に呼吸が止まる睡眠時無呼吸症候群は、高血圧や不整脈をはじめとする心血管疾患の危険因子となります。

睡眠時無呼吸症候群は心房細動のリスク因子で、この病気を持っていると、持っていない人に比較し、心房細動の罹患率が3〜5倍高くなります。また、逆に心房細動患者の30〜80%が睡眠時無呼吸症候群を合併しています。

睡眠時無呼吸症候群は、中高年に多く、罹患率は男性で15%、女性で5%といわれています。眠っている間に、鼻から気管への空気の通り道（気道）のどこかが閉塞し、呼吸が停止してしまう*無呼吸発作がくり返し起こり、睡眠が不安定になります。無意識のうちに睡眠が妨げられ、その結果、日中の眠気、集中力の低下があらわれます。本人は無呼吸発作の自覚がなく、日中の眠気に悩んでいることもあります。睡眠時無呼吸症候群が存在することで、酸素不足になり、自律神経が影響を受けるために、心房細動が引き起こされると考えられます。反対に、心房細動が存在することで、睡眠時無呼吸症候群の症状が悪化するリスクもあるのです。

睡眠時無呼吸症候群があると、心房細動へカテーテルアブレーションを行っても再発率を25%ほど高めてしまいます。そのような患者に後述するCPAP（持続陽圧呼吸療法）を行うと、再発率を下げることが可能と報告されています。

用語解説

無呼吸　呼吸が10秒以上停止すること。なお、低呼吸は口や鼻からの換気量が50%以上低下した状態が10秒以上続く状態。

もしかして睡眠時無呼吸症候群では？

睡眠時に口や鼻、肺へと続く空気の通り道が狭くなり、無呼吸状態が繰り返される睡眠時無呼吸症候群は、心房細動のリスク因子でもある

睡眠時無呼吸症候群の症状

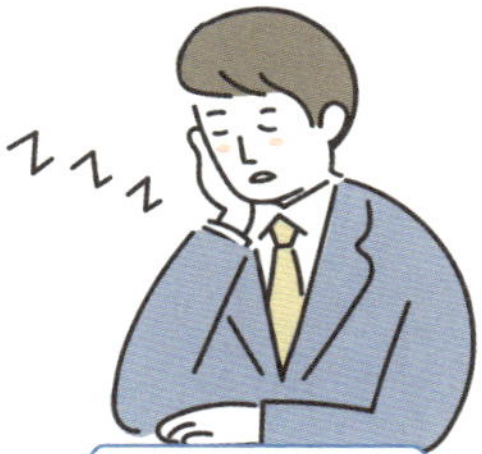

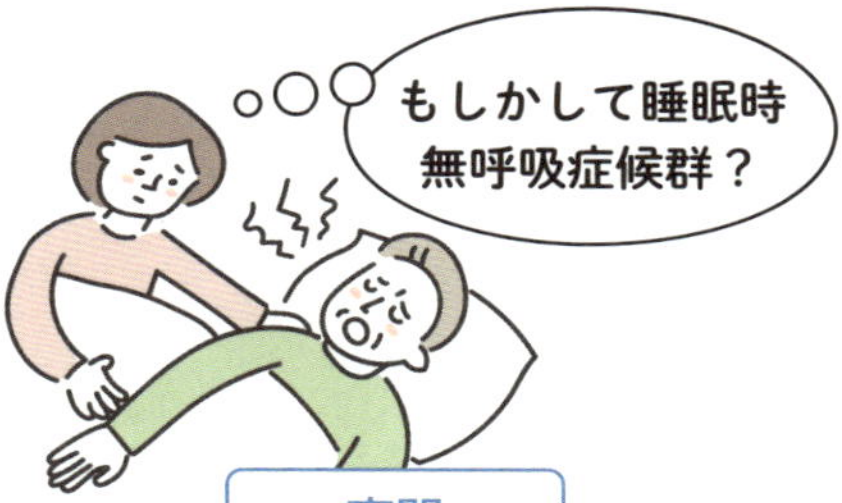

日中

- 強い眠気がある
- 集中力の低下
- 睡眠時間のわりに疲れがとれない

夜間

- 無呼吸
- 大きないびき
- 途中で何度も目が覚める

気道がふさがって呼吸が停止してしまう
肥満とも関わりがある

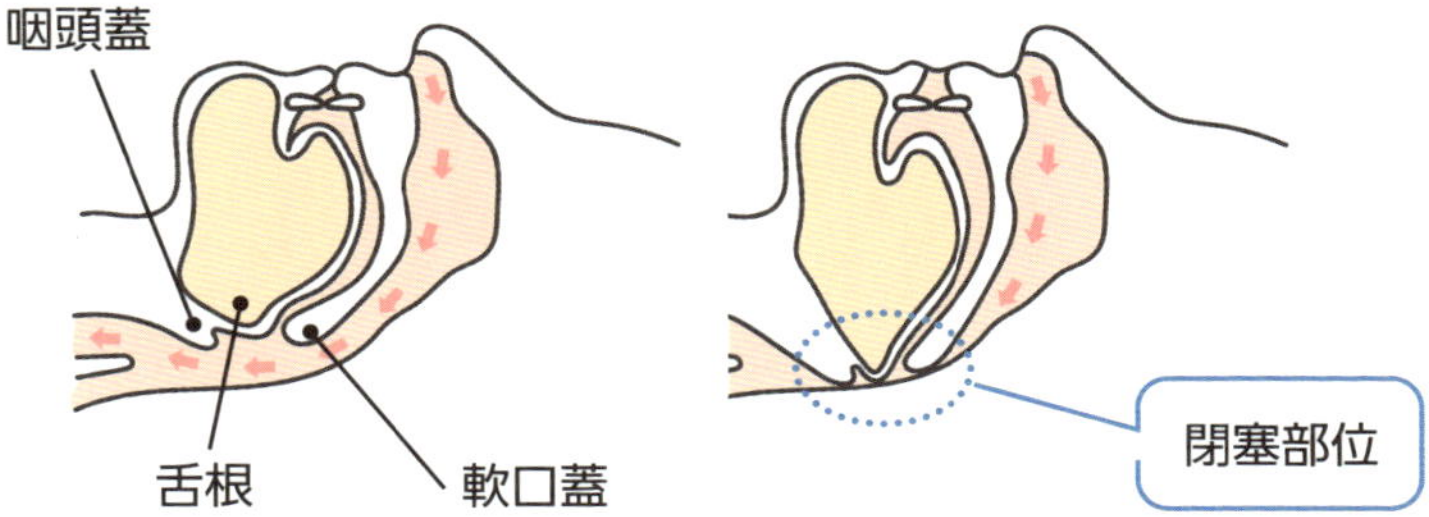

一般に約7時間の睡眠中に30回以上無呼吸になるか、1時間の睡眠中に5回以上低呼吸になると、睡眠時無呼吸症候群といわれる

睡眠時無呼吸症候群の治療

睡眠時無呼吸症候群の診断は、ポリソムノグラフィなどの検査によって行います。

ポリソムノグラフィを入院時など、実際に眠っているときに行える場合は、呼吸状態を測定するとともに、脳波、眼球運動、胸郭運動、酸素飽和度、鼻の気流測定を行います。睡眠時に行うことでより正確な診断が可能です。

外来時など覚醒時に行う簡易的なポリソムノグラフィは、酸素飽和度と鼻からの気流測定脳波を測定します。簡易型は睡眠の有無にかかわらず、機器を装着している間のみの呼吸状態を測定するので、単位時間当たりの無呼吸または低呼吸の回数が過小に評価されるなど、実際の睡眠時とは差が生じてしまいます。

睡眠時無呼吸症候群の治療は、減量とＣＰＡＰ治療が基本となります。

ＣＰＡＰ治療は、睡眠中にマスクを装着し、無呼吸になった際に、呼吸器が作動し、空気を強制的に送り込む装置によって行います。マスクはゴムで固定され、寝返りを打っても外れにくくなっています。装着による寝苦しさを訴える人はあまりいません。

これにより、無呼吸が少なくなり、日中の眠気が改善し、高血圧や不整脈の治療効果もあります。

また、機器の使用状況と無呼吸の程度は、毎日自動的に記録され、通信機能があるものでは、インターネット経由で主治医に転送されます。

月1回の外来診療の際に、それを患者さんとともに見直し、より深い睡眠が得られるような工夫を重ねます。

ＣＰＡＰ治療を導入し、実際に治療が成功している人は60～80％です。

睡眠時無呼吸症候群の治療

病院でポリソムノグラフィなどの検査を受け、持続陽圧呼吸療法（CPAP）を行う。肥満がある場合はこちらも改善する

CPAP療法時の気道の様子

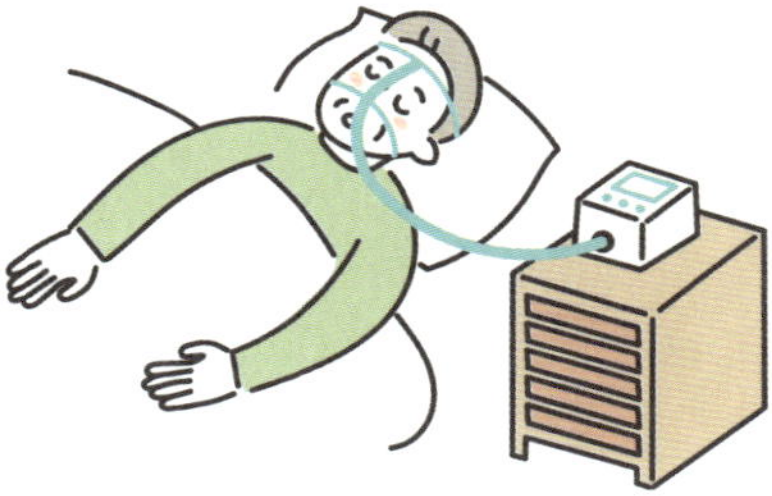

鼻に装着したマスクから送り込んだ空気の圧で空気の通り道を確保

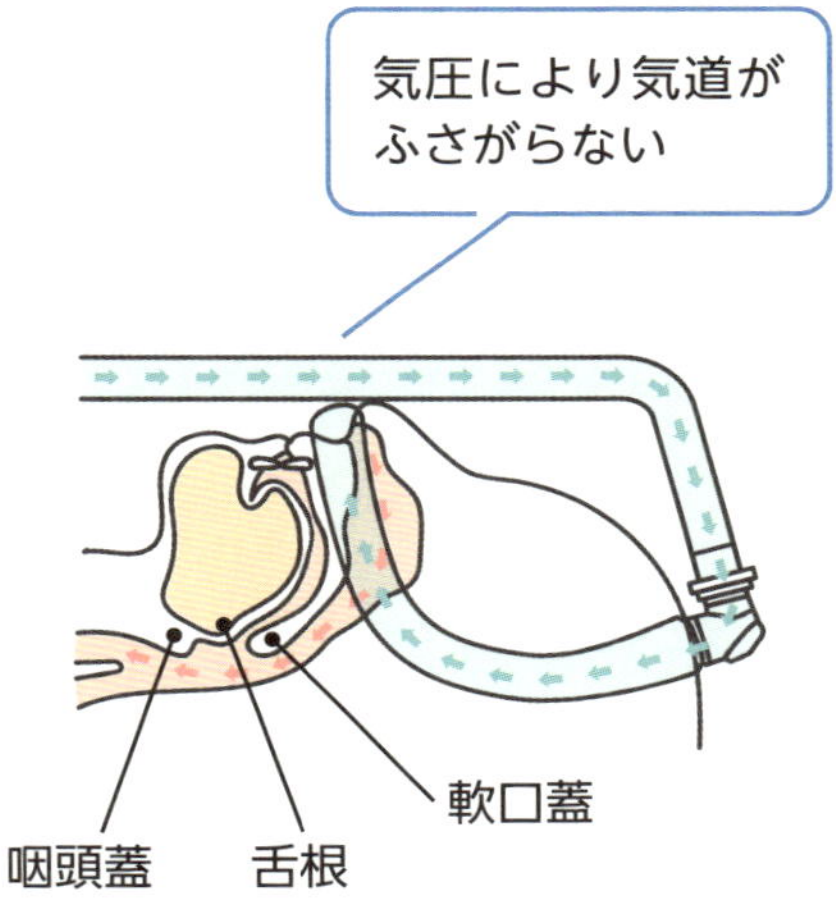

- 毎日継続して使用する
- 空気圧は様子を見て、医師と相談しながら調整していく
- 空気が漏れたり、強く締めすぎないようにマスクをフィットさせる

睡眠時無呼吸症候群には肥満も関わっているので、肥満を解消することも大切

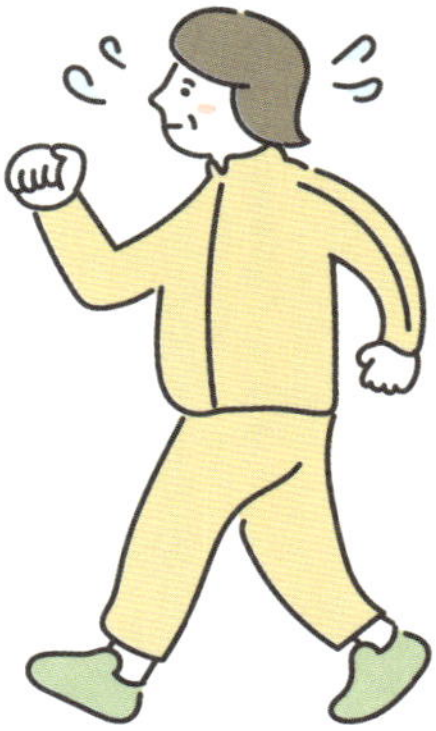

不整脈と上手に付き合う

気にしすぎない

医療機関で正しい診断を受け、適切に管理できているのであれば、不整脈があってもそれほど不安になる必要はありません。薬や治療機器の使用方法、管理方法を正しく理解し、生活上の注意を守りつつ、のびのび暮らすことが大切です。

不整脈が起こりやすい世代では、責任の重い立場にいる人も少なくありません。がんばりすぎて過労になっては、かえって不整脈が悪化しかねません。過度のストレスを抱えないようにしましょう。とくに、忙しいからといって睡眠時間を削るような生活はよくありません。

不整脈というと心臓の病気ですから、どうしても「こわい」「人ごみで倒れたらどうしよう」「心臓が止まったらどうしよう」と心配になってしまうのも無理はありません。不整脈を怖がって、外出を控えたり、問題のない趣味を諦めたりしてしまう人もいます。過剰に不安を感じ心臓神経症*の状態になる人もいます。

とはいえ、ストレスは不整脈の原因の一つでもあります。不整脈を怖がったり、気にしすぎたりすることでストレスになってもよくないのです。

心配なことやわからないことがあるときは医師に相談し、疑問を解消しましょう。また、インターネットや専門家ではない人からの情報は、誤っていたり、その人特有のものであったりします。話半分に聞きながすくらいでよいでしょう。

正しい知識さえ持っていれば、むしろのびのびと趣味や外出を楽しむくらいのほうが、不整脈の予防にはよいでしょう。

用語解説

心臓神経症　心臓に異常はないが動悸や胸痛、息苦しさ、不安感や焦燥感を感じてしまう状態。精神的な疾患と考えられ、心臓の病気の経験がない人でも起こる可能性がある。

上手に付き合おう

きちんと医療機関で検査を行って、注意を守っているのであれば必要以上に心配することはない。不整脈がストレスになりすぎないように付き合っていこう

心臓神経症には落ちついて対処

① 病的なものではないか確認

ストレスなどによって起きる生理的な症状

不安の高まりで動悸が激しくなり、さらに不安が高まるという悪循環が起こりやすくなる

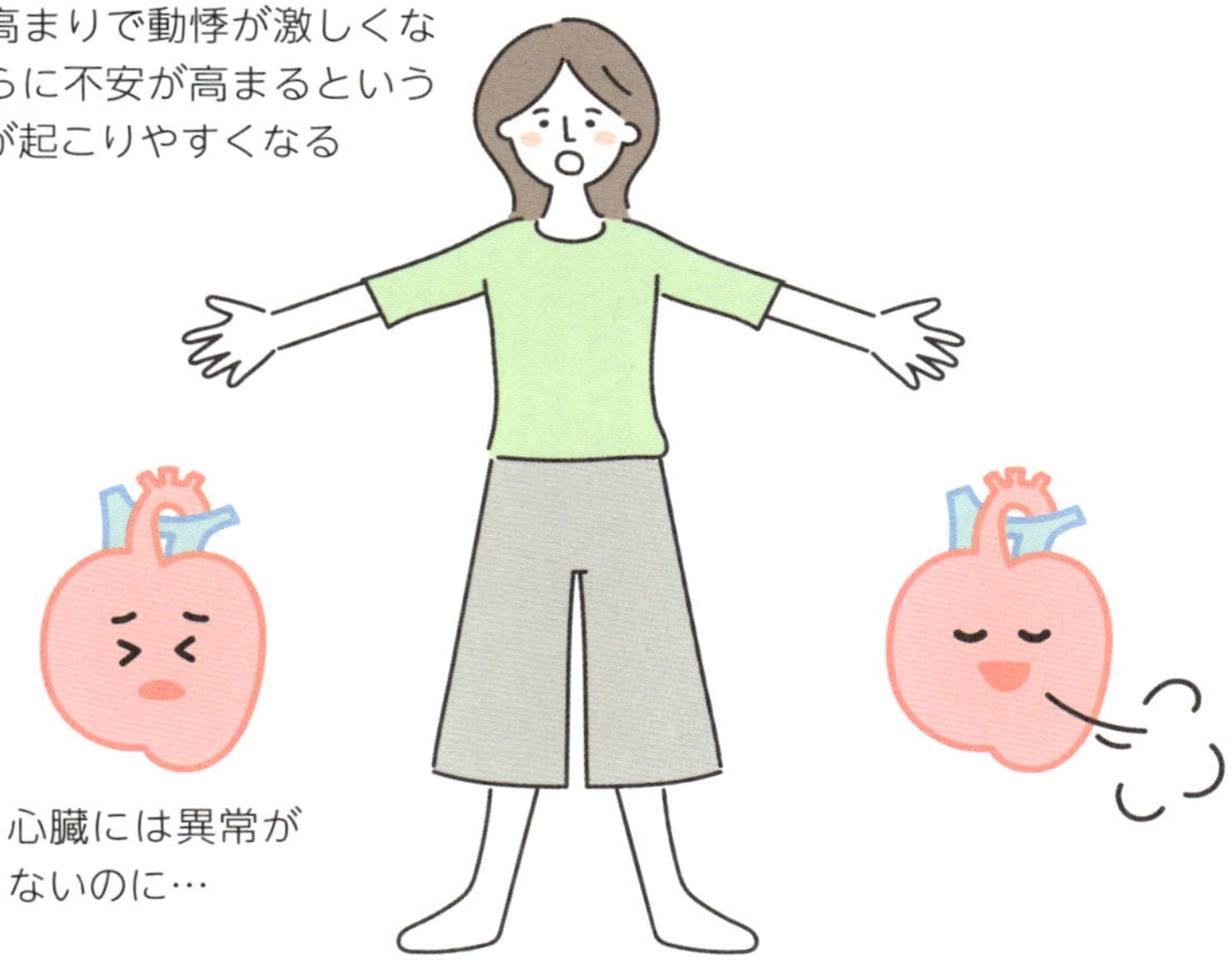

② あわてずやりすごす

症状に対する強い不安

不安が高まると呼吸が浅くなりがち。口からゆっくり息を吐き切るように意識してみよう

治療機器の使い方をよく理解しよう

メンテナンス、定期検査、トラブルがあったとき

これまで見てきたように不整脈の治療には、多くの精密機器、小型デバイスが使用されます。便利ですが、それぞれ注意事項がありますので、事前に取り扱い方法や管理方法、メンテナンスなどの方法をよく確認しておきましょう。

また、日常生活で注意しなければならないことや多少の制限がある場合もあります。たとえば植込み型ペースメーカーでは、植込み位置に近い筋肉を長時間動かしたり、激しい衝撃が加わるような動きをすると、ペースメーカーが故障したり、リードがずれたりダメージを受けてしまうことがあります。事前にどのような動き、どのくらいの運動なら行ってもよいか確認しておくことが大切です。

また、トラブルが起こることもあります。機械が作動していなかったり、異常が見られたときはどこに相談すればよいか、確認しておきましょう。夜中に異常が起きたときはどうすればよいのか、朝まで待ってもよいのか、あらかじめ把握しておくと安心できます。

できれば家族にも使い方や、トラブルへの対処法を知らせておくとよいでしょう。

また、どのような機器でも使用中は定期的な受診が必要です。慣れてくると「忙しいし、とくに異常は感じられないからいいか」などと、受診を後回しにしたくなってしまうこともあるでしょう。ですが、不具合が起きていないか、正常に作動しているかチェックするためにも定期受診は必要です。必ず受診するようにしましょう。

使用上の注意は事前に確認することが大切

事前に取り扱い方法や管理方法、メンテナンスなどの方法をよく確認しておくと安心

注意事項

- 日々のメンテナンス
- 生活上の制限など

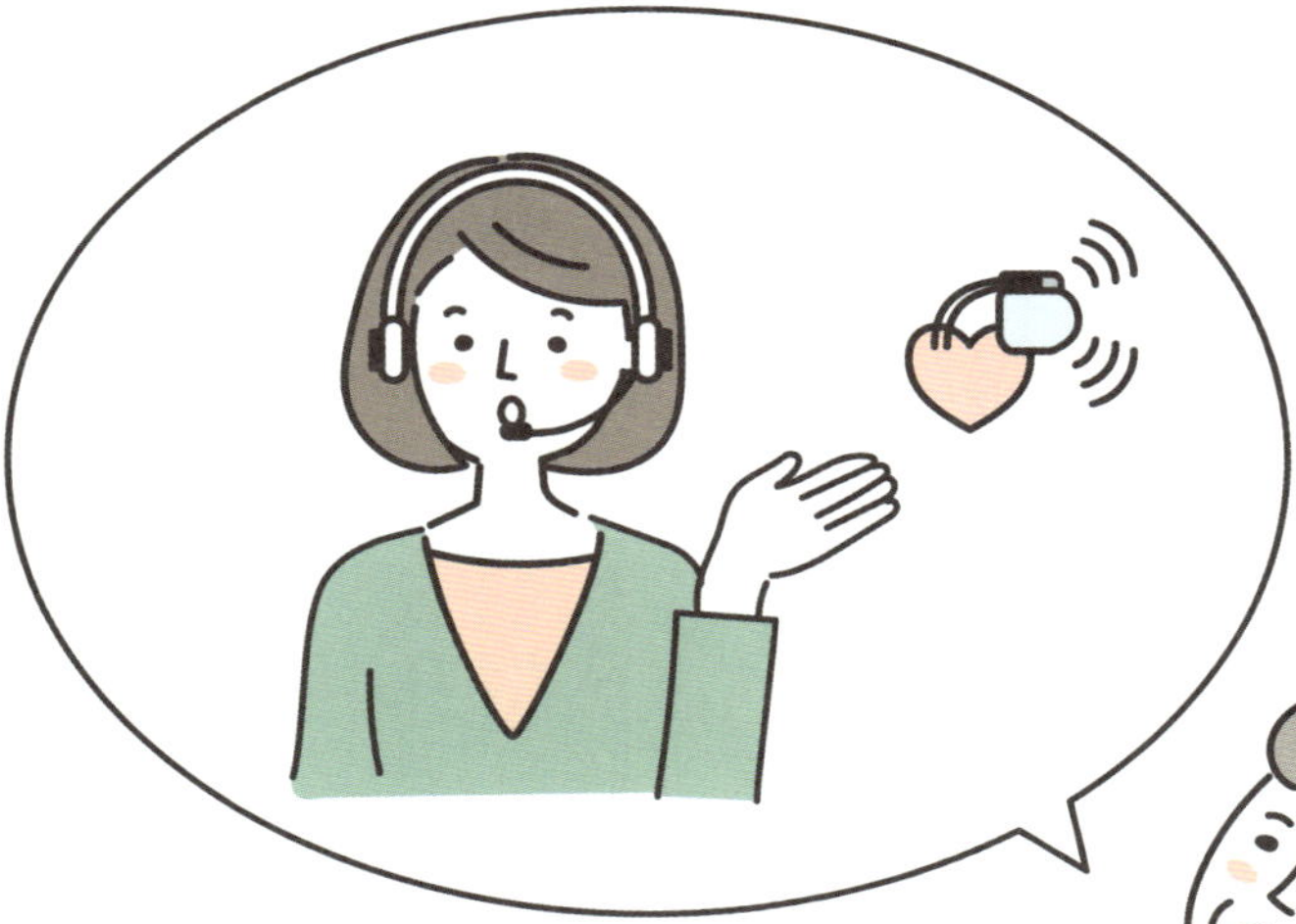

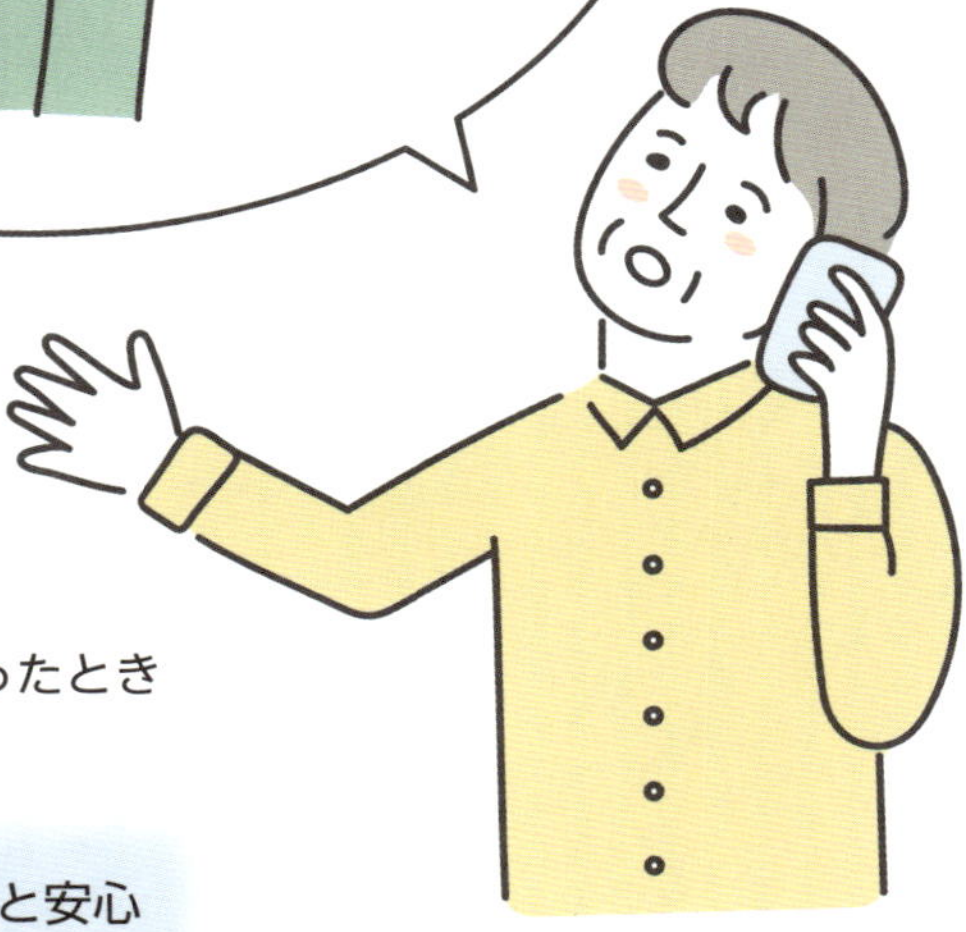

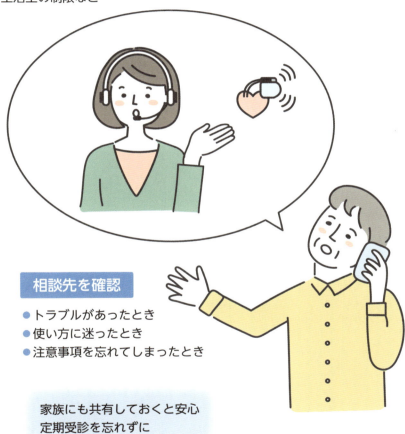

相談先を確認

- トラブルがあったとき
- 使い方に迷ったとき
- 注意事項を忘れてしまったとき

家族にも共有しておくと安心
定期受診を忘れずに

定期的に健診を

健康診断で経過を観察する

正しい診断のもと、適切な治療を受けて、不整脈がおさまっても定期的な受診は必要です。

とくに、手術直後は経過観察のためにも必ず決められたとおりに受診します。合併症や感染症などが起こっていないかチェックしたり、正常に治療の効果が得られているかなどを確認します。

たとえばカテーテルアブレーションによる治療を受けた場合は、術後3ヵ月くらいまでは、月に1回程度の受診を指示されることが多いです。必ず受診するようにしましょう。

受診の際は、問診や心電図検査を受けて不整脈発作の有無を確認します。また、必要に応じて、ホルター心電図、心エコー、そのほかの検査を行うこともあります。

ただし、ずっと頻繁な受診が続くわけではありません。検査を受けた結果、とくに問題がなければその後は3ヵ月ごとの受診など、間隔があくようになることが多いです。

病状や治療、医療機関によっても異なりますが、だいたい1年ほどは定期的に通う必要があります。薬による治療を行っている場合は、その後も定期的に通院します。

定期的な受診が必要なくなっても、健康診断は受けましょう。

新たな不整脈や、不整脈の進行、別の病気などの可能性は健康な人と同様にあります。病気の早期発見のためにも、少なくとも1年に1度は健診を受けることが必要です。

医療機関とも長く付き合うことに

不整脈がある人も、治療で治った人も、定期的な健診は必要。少なくとも1年に1度は健診を受けて全身の状態をチェックしよう

心房細動の治療後は

手術後

↓ 直後は月1回程度受診し、合併症や感染症などのチェックが必要だが…

3ヵ月

検査を行い発作の有無を確認

↓ だんだん受診の間隔は長くなる

↓ 症状に応じて受診する

1年後

定期的な受診が必要なくなった場合でも、健康診断を受診しよう

- 新たな不整脈
- 不整脈の進行
- ほかの病気

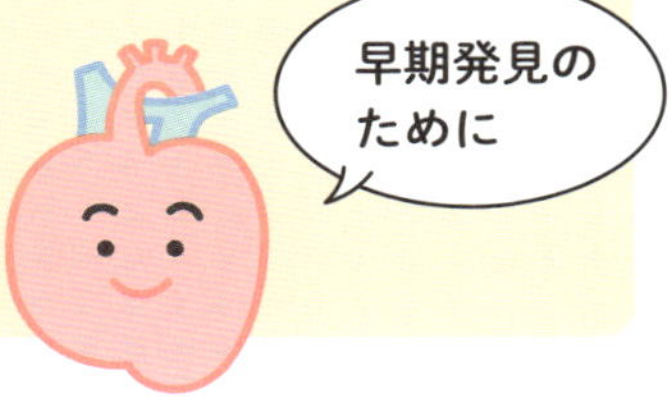

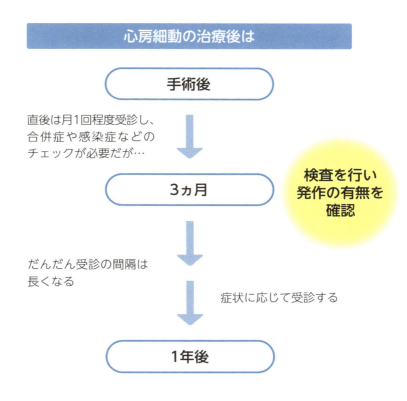

Column

検脈を習慣にしよう

不整脈の発見には、自分で脈を測る検脈が役立ちます。検脈を習慣にしましょう。

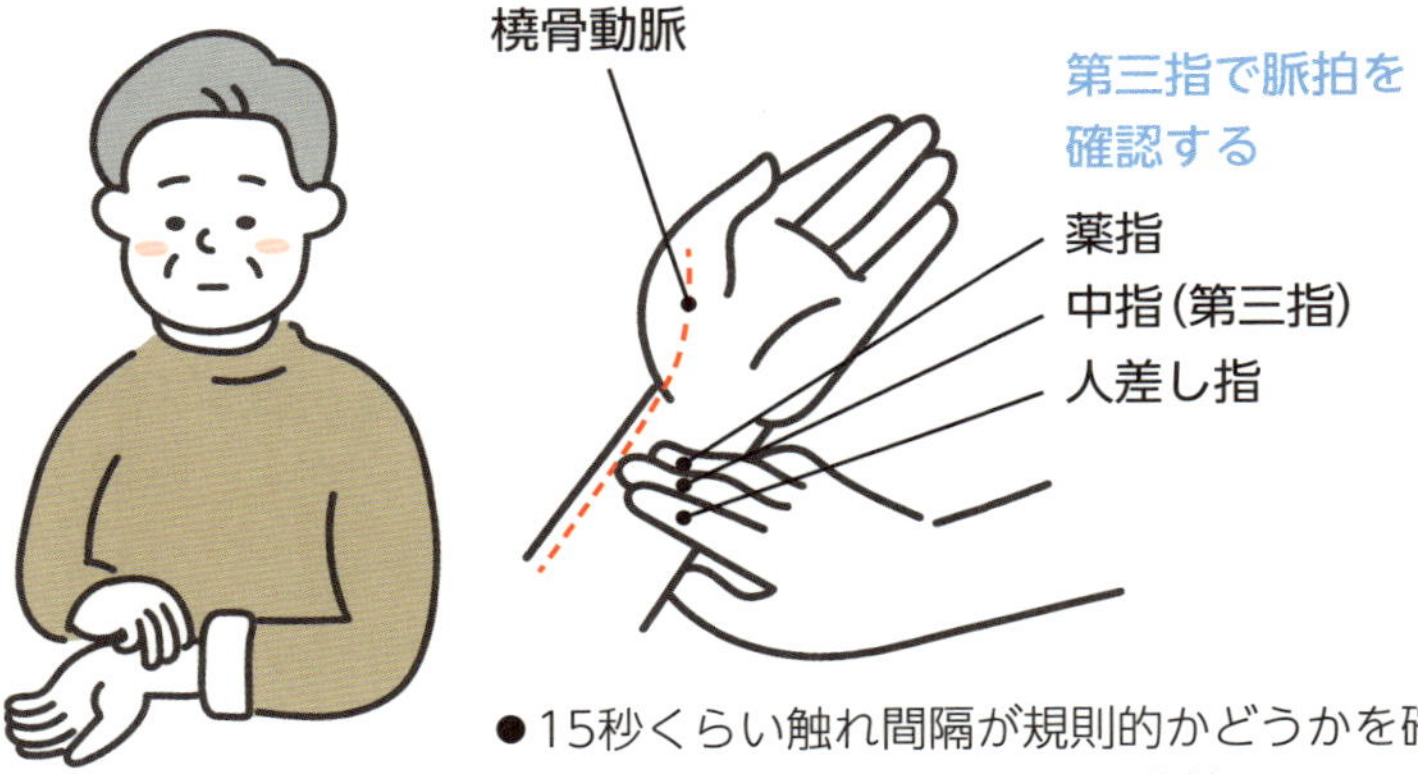

- 15秒くらい触れ間隔が規則的かどうかを確認
- 不規則な場合はさらに1～2分続ける

検脈できるデバイスの利用も便利

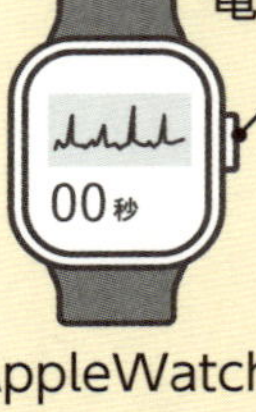

AppleWatch

時計を装着していない方の手で時計の竜頭を触れることにより、簡易な心電図をとる機能があるものもある

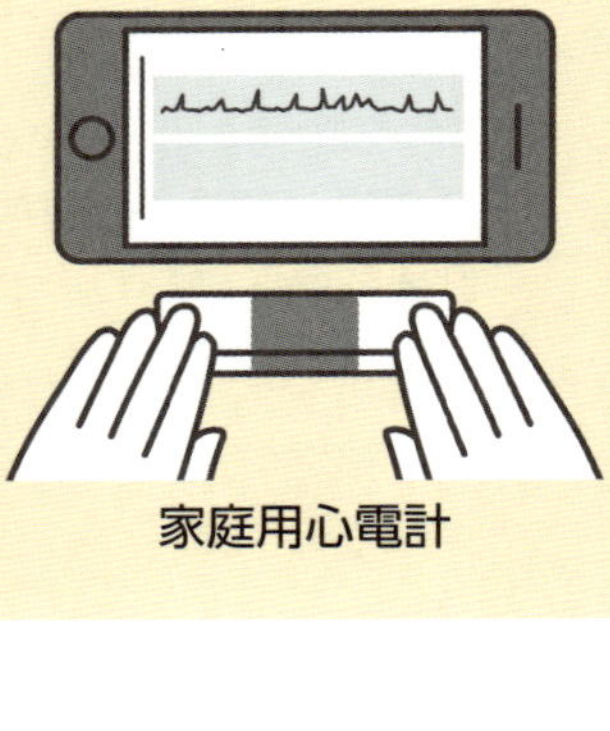

家庭用心電計

参考文献

『2020年改訂版 不整脈薬物治療ガイドライン』
日本循環器学会/ 日本不整脈心電学会合同ガイドライン

『2022年改訂版 不整脈の診断とリスク評価に関するガイドライン』
日本循環器学会/ 日本不整脈心電学会合同ガイドライン

『2024年JCS/JHRS ガイドライン フォーカスアップデート版　不整脈治療』
日本循環器学会/ 日本不整脈心電学会合同ガイドライン

『知って安心！不整脈パーフェクトコントロール』岡村英夫　法研

『その心房細動治しますか？付き合いますか？第4版』山根禎一　中外医学社

『不整脈・心房細動がわかる本　山根禎一　講談社

監修

山根 禎一（やまね ていいち）

東京慈恵会医科大学附属病院 循環器内科 教授

1986年浜松医科大学卒業、1986年東京厚生年金病院、1991年東京医科歯科大学大学院、1995年土浦協同病院循環器センター、1999年仏国ボルドー大学オーレベック循環器病院留学、2006年東京慈恵会医科大学循環器内科准教授、2014年東京慈恵会医科大学循環器内科教授

診療専門領域・研究領域は不整脈

やさしいカラー図解 **不整脈**

2024 年 11 月 26 日　第 1 刷発行

監　修　者　山根 禎一

発　行　者　東島 俊一

発　行　所　株式会社 **法　研**

〒104-8104　東京都中央区銀座1-10-1

http://www.sociohealth.co.jp

印刷・製本　研友社印刷株式会社　0101

ISBN978-4-86756-188-1 C0377　定価はカバーに表示してあります。